A mon fils,

dont la présence constitue la première des forces

I
LE DÉPART

T'en fais pas mon p'tit loup
C'est la vie ne pleure pas
Tu oublieras mon p'tit loup
Ne pleure pas

Pierre Perret

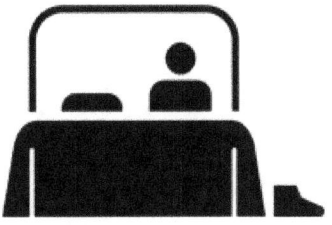

7h58. J'ouvre un œil. Ma tête... Putain, j'ai mal à la tête. Je ne reconnais pas la pièce au premier regard. Quelqu'un est allongé à côté de moi. Mais qui est-ce ? Putain, ma tête...

Tout me revient d'un coup. La découverte de mots d'amour d'un autre dans sa boite mail. Elle qui fait ses cartons comme si de rien n'était. L'engueulade dans les escaliers, moi qui la bouscule, comme si je voulais bousculer tout son être pour la ramener à la raison. Les mots durs échangés, mêlés à la tendresse de ceux qui ne veulent pas se séparer. Mais l'irréversibilité de l'acte a rendu la rupture inéluctable. Je n'ai pas voulu assister au déménagement de ses affaires, comme une ultime humiliation, alors je suis parti me réfugier chez une amie.

J'ai envie de vomir. Je ne sais pas si c'est ce que j'ai ingurgité la veille ou le fait de me remémorer ces événements. Putain, ma tête...

Au fur et à mesure que le fil de la soirée me revient, j'ai l'estomac qui se serre. Une boule. Je me suis toujours débrouillé pour terminer mes relations dès qu'elles devenaient trop sérieuses, tout en me plaignant de n'arriver à garder personne. Ce coup-ci, c'était sûr. C'était terminé tout ça. J'avais trouvé la bonne personne avec qui m'établir. L'illusion n'a pas duré un an.

Je me lève. J'ai la tête qui tourne. Un regard sur la table basse du salon me laisse imaginer ce qui s'est passé. Comme tout gars qui vient de se faire larguer, j'ai bu tout ce qui passait. Et pourtant, je suis déjà debout, à tourner en rond, à ressasser. Jamais je n'ai été insomniaque. Le sommeil a toujours été pour moi un moment de bonheur. Se glisser sous la couette, se détendre, fermer les yeux, oublier, divaguer, s'endormir.

Je ne veux pas retourner chez moi.

- Café ?

Mon amie s'est réveillée. Je prends la tasse qu'elle me tend. On se connaît depuis peu et cependant elle a accepté de m'héberger. Sans un mot. Pourtant il n'y a rien de pire que de s'occuper de quelqu'un noyé dans son chagrin. Et je me sens con.

- Je vais rentrer.

Je n'en ai aucune envie, mais ai-je bien le choix ? Suis-je réellement capable d'aller affronter ce qui m'attend ? Retarder l'échéance n'y changera de toute façon rien.

L'appréhension me gagne à l'approche de mon appartement. Je marque une pause, la clé dans la serrure. A quoi cela peut-il bien ressembler derrière ?

J'avais pris cet appartement, trouvé par hasard, pour son charme ancien. J'avais fui une grande résidence à la recherche du calme. Je ne l'avais jamais vraiment investi, comme chacun de mes appartements, partant du principe que je n'y étais que de passage. Quand elle était venue emménager avec moi, elle en avait fait notre foyer. Elle avait entrepris de déplacer les meubles, avait renouvelé mon mobilier plus que vieillissant, s'était assuré d'en faire un cocon. Et elle avait plutôt bien réussi.

J'ouvre.

Notre cocon ressemble à un champ de ruines. Les étagères de la cuisine sont vides de ses ustensiles. Le salon est orphelin de son canapé, la bibliothèque de ses livres. Ses instruments de musique sont partis. Reste ma guitare plantée au milieu. Au vide de sa présence s'ajoute le vide matériel. Je m'effondre en larmes.

Pourquoi ai-je lu ce putain de mail ?

Je m'étais préparé à cet instant. Du moins, je l'avais cru. Je savais très bien ce qui manquerait à mon retour. Je lui avais laissé le champ libre parce que je savais pertinemment qu'elle n'en abuserait pas, que malgré notre différend elle ne casserait rien, ne prendrait rien de plus que ce qui lui appartenait.

Pourtant c'est le choc. Je me mets à errer dans l'appartement, ne sachant par où commencer. Tout en essayant de réaménager cet appartement avec les quelques meubles qu'il me reste, une foule de sentiments se bousculent dans ma tête. Colère, larmes, regrets, impuissance, peur, le tout se mêlant aux souvenirs. Ah... les souvenirs...

Pour la première fois de ma vie je me mets à appréhender le moment où je devrai me glisser sous la couette. J'ai toujours été solitaire, tout en étant entouré d'une foule d'amis. Et ce soir, je vais être seul. Face à moi-même. Et j'ai peur. Et elle ? Comment se sent-elle ? Est-ce que ça va ? Est-ce qu'elle est bien arrivée ? Mon portable reste désespérément muet.

Je regarde mon lit sans savoir que faire. Pourtant, demain... Demain, c'est lundi. Demain, c'est travail. Travail ? Cela me paraît être tellement loin de mes préoccupations... Passer la journée à courir, à faire bonne figure devant les collègues, à traiter commandes, réclamations, imprévus... Pour la première fois, je m'en sens totalement incapable. Pourtant... Le travail a toujours été mon refuge. J'y allais toujours avec une sorte d'abnégation, conscient que cela me permettait d'avoir mon indépendance, d'être libre.

Le lit. Il faut y aller. Le reflet que me renvoie le miroir me convainc qu'il est temps et que c'est ce qu'il me reste de mieux à faire. Se glisser sous la couette, se détendre, fermer les yeux, oublier, divaguer, s'endormir...

Mais pourquoi le sommeil ne vient-il pas ?

Et si j'avais accepté de lui faire le bébé qu'elle me réclamait ?

Chasser les idées qui s'emballent. Il le faut.

II
LE COMMENCEMENT

Et je bois, et je bois, et j'imbibe ma
carcasse
De tout ce qui coule, qui est fort,
alcoolisé et qui fracasse

Yves Jamait

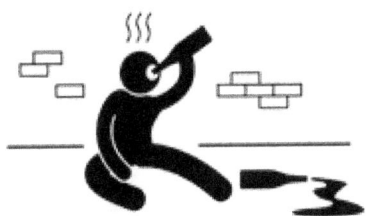

Première insomnie. Je ne tiens plus dans ce lit qui empeste encore son parfum. J'éteins le réveil que j'avais mis au pied du lit pour m'obliger à me lever, ayant toujours eu des difficultés à me réveiller. Il n'a pas eu le temps de sonner.

Le miroir me renvoie une image pire que la veille. Faire bonne figure, ne surtout pas s'effondrer au travail. Les filles, elles se maquillent. Moi je n'ai aucun artifice pour masquer le désastre. J'ai des poches énormes sous les yeux, encore rougis de la quantité de larmes versées, et l'absence de sommeil n'arrange rien.

Je me sens courbaturé. J'ai mal partout. J'ai toujours eu plus ou moins mal au dos, mais là, la sensation s'est généralisée.

J'éprouve des difficultés pour descendre les trois étages. Quelque chose me gêne dans les genoux que je mets sur le compte de la fatigue.

Travailler. Faire bonne figure. Ne rien laisser transparaître.

Je m'effondre en larmes dans la réserve, à l'abri des regards, sans comprendre ce qu'il m'arrive. Je n'en suis pas à ma première déception amoureuse, et je n'ai plus l'âge de ce genre de chagrin. Comme à chaque rupture, j'ai pris soin d'effacer toutes les photos, tous les mails, de jeter tous les mots doux qui traînaient. Et je me suis inscrit sur un site de rencontre. Passer à autre chose. Vite. Cette méthode qui m'a toujours réussi semble, cette fois-ci, avoir trouvé ses limites, et mon cerveau bouillonne.

J'ai toujours aimé tout maîtriser, et eu l'illusion d'y arriver. Et là, tout m'échappe... Je n'arrive plus à maîtriser ni mes pensées, ni mon corps. Mes pensées galopent sans que je puisse les réfréner, et mes larmes se remettent à couler dès que je suis seul.

Combien de temps cela va-t-il durer ? Je n'en peux plus.

Pour essayer de contrer mon cerveau, je me noie dans le travail, j'enchaîne le soir dans une association et je m'inscris pour passer le permis moto. Un rêve de gosse. Les soirs de solitude, j'écume les bars. Je prends soin de changer mes partenaires de boisson au gré des soirées, me permettant ainsi de passer pour un fêtard et non un alcoolique. C'est pourtant vers cela que je tends. Je développe une vie sociale ultra-riche qui m'évite de trop penser, et pourtant, je me sens désespérément seul.

L'alcool a l'avantage de me faire tomber comme une masse chaque soir. J'appréhende moins le moment de passer au lit, même si cela m'est toujours insupportable. J'ai installé une petite télévision au pied du lit. Chaque soir, je l'allume. C'est plus elle qui me regarde que l'inverse, mais j'ai enfin de quoi fixer mes pensées pour éviter que mon esprit ne vagabonde. Se glisser sous la couette, se détendre, fermer les yeux, oublier, divaguer, s'endormir... Mais chaque nuit, c'est le même rituel. Je me réveille au beau milieu de la nuit, et mon cerveau s'emballe de mille pensées. Je ne dors plus et l'épuisement me guette.

Et tout commença.

III
L'INSTALLATION

Désolé pour hier soir d'avoir fini à l'envers
La tête dans l'cul, l'cul dans l'brouillard
Les gars désolé pour hier

Tryo

Une pointe. Ou plutôt un pieu. Un énorme pieu. J'ai l'impression que l'on m'enfonce un énorme pieu dans le dos, en plein milieu de la colonne vertébrale. Chaque nuit. Je me réveille à trois heures du matin avec cette sensation. Et chaque nuit, je teste une nouvelle position. Une fois en fœtus, une fois avec un coussin sous le ventre, une fois recroquevillé sur mes genoux. J'invente des positions plus improbables les unes que les autres, positions dans lesquelles dormir est totalement illusoire. Mon corps ne supporte plus de rester allongé plus de trois ou quatre heures d'affilée.

Mes nuits sont devenues cauchemardesques et totalement déstructurées. Chaque soir, à l'heure de me coucher, une boule se noue dans mon ventre. Cela va-t-il encore recommencer cette nuit ? Je veux me persuader que c'est passager puisque je n'ai rien fait de physique qui justifie cette douleur qui m'est totalement inconnue. Je suis un habitué des contractures, courbatures, parfois torticolis. Mais tout cela n'a rien de musculaire. Je commence à en être convaincu.

Se glisser sous la couette, se détendre, fermer les

yeux, oublier, divaguer, s'endormir... C'est bel et bien terminé. Je ne supporte plus l'idée d'aller au lit. Tous les soirs, la même appréhension. La même boule dans le ventre. J'ai peur de me réveiller avec cette douleur. J'atteins un niveau d'épuisement dangereux.

Certes, la douleur s'estompe quelques heures seulement après le lever, pour me laisser tranquille toute la journée. Et chaque nuit, j'ai l'impression qu'elle guette le moment où je vais me coucher pour refaire surface. Elle m'interdit tout répit, tout repos.

Si professionnellement, rien ne transparaît, mes amis commencent à m'alerter. Je me suis confié à quelques-uns à propos de ces douleurs nocturnes, mais sans prendre la mesure de leurs conséquences sur mes humeurs. Je dépense alors une énergie folle à masquer mon état au travail. Mais en dehors... La fatigue me rend nerveux et exécrable avec mon entourage.

Je me résous à consulter mon médecin. J'ai toujours eu un peu peur de tout ce qui touche à la médecine, tout en ayant une confiance aveugle en ce corps. Je sais que je l'ai consulté plusieurs fois pour des contractures. Et lui aussi le sait. Son discours est invariablement le même.

- Tu pratiques un sport, ou une activité physique ?

Il me tutoie depuis notre premier rendez-vous. Et cette familiarité me plaît.

- Non...

- Enfin ! Il faut que tu comprennes que sans sport, tu n'arriveras jamais à atténuer tes douleurs musculaires ! Ton seul problème, c'est que tu n'es pas assez musclé ! On a déjà fait des radios la dernière fois, tu as bien vu qu'il n'y a strictement rien !

- Oui mais là docteur... Je sens que ce n'est pas musculaire... Je sens qu'il y a autre chose…

- Écoute, va faire du sport, on en reparlera

après.

Son discours sur le sport est constant, je le connais par cœur. Oui, c'est vrai que je n'en pratique pas, si ce n'est le levage de coude au comptoir de ces derniers temps, mais je ne suis pas sûr que cela lui convienne. Et c'est vrai que, de nature chétive, je n'ai pas vraiment le corps d'un athlète de haut niveau. Ce n'est pas que je n'aime pas le sport, mais je n'ai jamais compris l'intérêt d'en faire, ni pris de plaisir à me retrouver essoufflé et rouge écarlate au bout de deux minutes de footing, à cracher une à une toutes les cigarettes que j'ai grillées. J'écoute généralement avec le sourire, lui promet de me remettre au vélo, seul sport que je tolère à condition que la route soit bien plate, et j'attends l'ordonnance qui va me soulager.

- Tu as ta carte vitale ?

Heu... Et mon ordonnance ? Je n'ose pas lui réclamer. Je sors comme je suis venu, sans aucun médicament pour me soulager. Je le sais peu adepte des ordonnances longues comme le bras. Et cela me convient. Mais là...

Je rentre chez moi dépité. Je regarde mon lit. Je ne sais plus ce que je dois faire. C'est désormais une certitude. Sitôt couché, je sais qu'elle sera là, tapie dans l'ombre à m'attendre, son pieu à la main, pour me l'enfoncer dans le dos. Je ne sais pas qui elle est, mais elle tend à prendre une place dans ma vie, bien au-delà de ce que je souhaiterais.

Je fouille dans ma pharmacie. Il me reste des boites de médicaments de mes contractures musculaires précédentes. Après tout, sans être un adepte de l'automédication, je commence à maîtriser ces traitements-là. J'ai horreur des médicaments, sauf ceux pour les gueules de bois, que je maîtrise plutôt bien également, et je ne réussis jamais à suivre correctement une prescription médicale plus de trois jours consécutifs.

Je consulte pour chacun les posologies maximales. Un pour la douleur, un pour éviter d'avoir des trous dans l'estomac. Ce dernier me rassure toujours quant à la nature du premier... J'avale mon cocktail à posologie maximale et pars m'affaler dans le canapé.

Le film fini, je sais que le lit m'attend. Demain, il faut recommencer à faire semblant. Semblant d'aller bien, faire bonne figure et bonne impression. La position statique m'a déjà engourdi, et je me sens mieux, léger, voire un peu shooté. Je sais que j'ai un peu forcé la dose et mon cocktail semble produire ses effets.

Dans un mouvement de détente assuré et confiant, je me lève du canapé... pour m'étaler de tout mon long dans le salon, tombant à moitié sur ma table basse, dont la faible résistance, due à une qualité toute relative, se trouve mise à rude épreuve. Je ne comprends pas ce que je fais là, à plat ventre au milieu des débris de ma table basse et de son contenu qui a valdingué. Qu'est ce qui se passe ? Mes jambes refusent de suivre.

Le décontractant musculaire semble produire efficacement ses effets, bien au-delà de mes espérances !

Je renouvelle la tentative en m'agrippant à la table basse, ou ce qu'il en reste. Mais mes jambes ne sont pas les seules à refuser de répondre. Tout mon corps est devenu... flasque, amorphe. Je réussis tant bien que mal à me relever. Ma tête... Tout tourne autour de moi. Je suis pris de nausées. Je me sens partir. Je vise le canapé pour la nouvelle chute qui s'annonce.

Il faut se rendre à l'évidence : j'ai bien trop forcé la dose avec mon cocktail de décontracturants musculaires à posologie maximale. Je réussis à atterrir sur le canapé.

Petit à petit, je reprends mes esprits. Le tournis s'estompe, laissant entrevoir la possibilité de renouveler la tentative. Je sais que les effets vont être longs à se dissiper, mais une fois dans le lit, je serai en sécurité et pourrai me laisser aller.

Je repère tous les meubles qui jalonnent mon parcours jusqu'au lit et auxquels je vais pouvoir m'agripper en passant. Le chemin n'est pas long. J'ai, au mieux, cinq ou six mètres à parcourir, ce qui ne me parait pas, à cet instant, insurmontable.

Je me lance.

Tournis, nausée, vertige. Sans avoir fait le moindre pas. Je replonge dans le canapé.

Il ne reste plus qu'une solution. Si je ne tiens pas debout, je dois encore pouvoir ramper. A mesure que cette idée émerge, je commence à mesurer l'absurdité de la situation. Je me laisse glisser du canapé, et j'entreprends de rejoindre mon lit tantôt rampant, tantôt à quatre pattes. Je me sens totalement con.

Je m'écroule sur le lit, sûr que le grotesque de cette séquence sera compensé par une nuit qui sera forcément bonne. Et demain, promis, je me remets à faire quelques exercices de gym.

En me couchant, je me jure de ne jamais raconter cette soirée ridicule à quiconque.

IV
LE PIEU

Quand les âmes s'endorment la mienne
s'éveille
Quand la nuit tombe, moi j'me réveille

Brahim

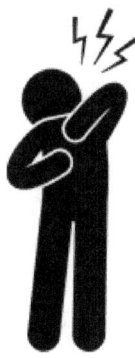

Trois heures du mat'. Elle est là. Sournoise. Elle a son pieu. Elle me l'enfonce. Elle le tord. Elle l'appuie. Elle me laboure consciencieusement toute la colonne vertébrale. De bas en haut. De haut en bas.

J'enfouis ma tête dans l'oreiller, et je hurle. Je hurle ma douleur, ma colère, ma frustration. Et je pleure. Et je hurle. Et je pleure.

V
L'ERRANCE

Tu le sais, tu le sens
Des hauts, des bas
Des bas les masques et des haut- le-
cœur
Des bas, des hauts
Des hauts, des bas

Les Hurlements de Léo

J'abandonne les cachets. J'ai acquis l'intime conviction que ce n'est pas musculaire, et que je n'ai donc pas de médicaments adaptés.

Gamin, je pratiquais un peu de gym pour essayer de modifier mon aspect que je jugeais trop chétif. Quelques pompes et quelques abdos. Après tout, cela ne peut m'être que bénéfique. J'ai fini par admettre le discours du docteur. Il a raison. Il faut que je muscle tout ça, afin que ma colonne soit mieux maintenue.

Je loge mes pieds sous le canapé afin de les maintenir, et entreprends une série d'abdos.

1... 2... 3... 4... Aïe !

Une violente douleur me déchire le flanc droit du dos. Et cette douleur je la connais par cœur. Déchirement musculaire. Cela porte bien son nom. J'ai vraiment la sensation de ce déchirement du muscle en deux morceaux.

Ce coup-ci, j'ai vraiment une bonne excuse pour retourner voir le docteur.

- Ecoutez, docteur... j'ai voulu faire ce que vous me disiez, j'ai vraiment essayé et voilà... Cela fait quatre mois maintenant que je ne dors plus... J'ai cette douleur... Cela ne peut pas être musculaire, ce n'est pas possible...

J'ai l'impression de l'implorer. Je suis à bout et j'ai la ferme intention qu'il le comprenne, mais je n'ai jamais vraiment su me plaindre.

- Bon... Ecoute. Il y a peut-être une solution. Prends rendez-vous dans ce centre. C'est un centre de rééducation fonctionnelle. Elle a de bons résultats et elle t'aidera à te muscler. Et puis on va te faire un bilan sanguin. On ne va pas refaire de radios, les dernières sont récentes et ne montrent rien.

Je vois bien qu'il ne comprend pas ma douleur. Moi non plus. Et je comprends qu'il voit défiler quantité de gens tous les jours avec les mêmes maux que moi. Mal de dos ? C'est le mal du siècle ! On ne pratique plus d'activité physique, on travaille dans un bureau, blabla bla. Je connais ce refrain par cœur.

Mais je suis content. Il m'a orienté vers quelqu'un qui va peut-être me comprendre.

Lorsque je pénètre dans le centre de rééducation, je me sens déstabilisé. Les patients sont tous atteints de traumatismes importants. Je me demande ce que je fais au milieu de tous ces handicapés à qui, pour certains, il manque des membres. Je ne me reconnais pas là-dedans et me demande franchement où j'ai bien pu atterrir.

Elle est gentille et douce et entreprend de m'ausculter sous tous les angles.

- Vous avez une scoliose, mais bon, elle n'est pas vraiment prononcée. Ah ! Les pieds... Montrez-moi. Vous avez les pieds plats. Et visiblement une jambe plus courte que l'autre, mais c'est infime.

Les pieds plats ? Première nouvelle. C'est bien, j'aurais pu sécher l'armée, j'ai toujours détesté l'autorité.

Et une jambe plus courte que l'autre ? Serait-ce un début de réponse ?

Nous convenons de séances d'électrothérapie. J'ignore ce que c'est, mais je suis prêt à tout.

Lors de la première séance, pendant qu'elle me pose consciencieusement les électrodes le long de la colonne vertébrale, elle entreprend de me questionner plus en détail. Je me sens enfin écouté. Pas encore compris, mais enfin écouté.

Je lui raconte tout. Les nuits courtes qui n'excèdent pas quatre heures, l'épuisement, cette douleur qui s'envole le matin après quelques exercices.

- Vous vous sentez rouillé le matin ?

- Oui ! C'est le mot ! C'est tout à fait ça !

- Ecoutez... Cela me fait penser à quelque chose, vos symptômes... Mais je ne peux en être sûre. Vous m'avez dit que vous aviez une prise de sang à faire. Demandez-leur de rechercher le HLA B27. Ce n'est pas remboursé, mais s'il s'avérait que vous êtes positif, cela nous donnerait une piste sérieuse.

Bon.

Je ne supporte pas les aiguilles, j'ai un peu retardé l'échéance de cette prise de sang demandée par mon médecin.

- Avez-vous eu un choc traumatique ces derniers mois ?

- Non, non, je n'ai eu aucun accident.

- Pardon, un choc psychologique. N'y-a-t-il pas eu un évènement déclencheur ? Quelque chose qui vous ait traumatisé psychologiquement ces derniers mois ?

- Non... Je ne vois pas...

Le mail. La dispute. Son départ. Son

déménagement. L'appart vidé. Mes insomnies. Je
vois très bien ce qu'elle veut dire.

VI
LE VERDICT

Quand cette vie passe et déboule
M'apporte à grands coups de boule
Des crasses qui s'entassent

Les Ogres de Barback

Les résultats de l'analyse de sang me parviennent par courrier. J'essaye de décortiquer, sans rien comprendre.

La dernière feuille concerne le HLA B27. En face est inscrit le résultat : POSITIF.

Je suis partagé entre la joie d'avoir enfin trouvé et l'appréhension. J'ignore tout de ce gène, ou plutôt de cet antigène, mais ce terme-là m'est tout autant inconnu.

Je me rue sur internet.

Je découvre que seuls 8% des caucasiens sont porteurs de cet antigène[1]. Et que dès lors qu'il est découvert chez un sujet, celui-ci a plus de risques de développer certaines maladies que d'autres. Des maladies dites auto-immunes.

J'ingurgite les termes sans tous les comprendre. Une maladie semble revenir plus que les autres. La spondylarthrite ankylosante.

---

1 Source Wikipédia

Enfin un mot sur les maux, que je lis plusieurs fois avant d'en saisir la prononciation.

Et maintenant que l'on sait, on va pouvoir me soigner. Je vais pouvoir guérir et retrouver mes nuits.

Au fil de mes lectures, je retrouve tous mes symptômes. Et je comprends mieux d'autres réactions de mon corps. Ces derniers temps, marcher est devenu un calvaire. J'ai de fortes douleurs dans les talons et le bassin, tellement que je marche souvent sur la pointe des pieds dès que l'on ne me regarde plus.

Mais j'ai de plus en plus de mal à cacher mes difficultés à me déplacer. Mes genoux me font aussi défaut. J'accumule les torticolis, les contractures. J'ai tellement peur de chaque mouvement que je me suis raidi. Je m'emploie tant que je peux à le cacher, comme si, ce faisant, j'effaçais ce mal.

Je parcours la longue liste des atteintes possibles, qui vont de pair avec cette maladie, qui, visiblement, n'aime pas venir seule et ramène tous ses copains : uvéite, psoriasis, maladies inflammatoires de l'intestin, cœur, poumon...

Je ne me sens pas concerné. Si ce ne sont les yeux qui me brûlent assez souvent. J'ai mes petites gouttes toujours à portée. Je m'en suis accommodé. Comme de l'hyper sensibilité au soleil. Je ne me déplace plus sans mes lunettes de soleil.

Mais comment guérit-on ?

Je commence à comprendre que l'on n'en guérit pas. On n'en meurt pas, mais on n'en guérit pas. Vivre le restant de mes jours avec ces douleurs alors que j'ai à peine vingt-cinq ans ? Il doit y avoir une solution... Il doit y en avoir une... L'angoisse m'envahit. Et je me sens terriblement seul devant mon ordinateur.

Mais si je ne peux guérir, comment vais-je finir ? Dans quel état ? Les photos de patients à un stade avancé me laissent entrevoir le pire. Je découvre des corps raidis, bossus, la tête en avant. Je découvre qu'à terme, mes articulations vont se calcifier jusqu'à s'ossifier, avec, dans le pire des cas, une ossification complète, avec soudure de tous les os concernés. Rien que ça.

J'éteins l'ordinateur et me prends la tête dans les mains. Je viens d'avoir mon permis moto, au bout de deux essais infructueux, et le rêve de pouvoir en piloter une est en train de s'évanouir.

Avec le recul, et au moment où j'écris ces lignes, cet acte de rechercher seul sur internet est la dernière des choses que j'aurais dû faire. Je n'ai retenu que les pires cas. Ceux qui ne s'en sortent pas, ceux dont la maladie a pris une tournure exceptionnelle. Jamais ceux qui le vivent bien. En faisant ces recherches, on manque cruellement de recul et de pédagogie que seul un professionnel peut nous apporter. Je me suis cru capable de comprendre. Pour peu, j'allais finir par croire que je pouvais me soigner seul. Je me suis simplement fait très peur à simplement envisager le pire.

VII
L'ATTENTE

Lorsque même dans ta propre peau tu
commences par te sentir à l'étroit,
Perdu dans ce chaos du monde qui ne
s'arrête pas ;
Partir loin pour ne plus voir tout ça

Dub Incorporation

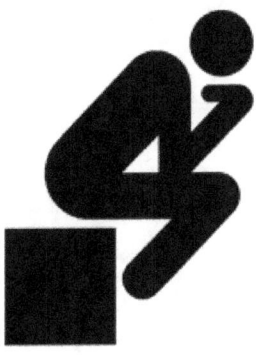

Je me rue une nouvelle fois chez mon médecin, un peu revanchard. Je n'étais pas fou lors de mes précédentes consultations. Je lui en ai voulu. Je suis en fait très chanceux : j'ai attendu "seulement" quelques mois pour qu'un diagnostic soit posé, alors que la moyenne se situe entre trois et huit ans. Et j'ai compris la difficulté du diagnostic : c'est invisible sur les radios et j'ai une vitesse de sédimentation normale.[2] Pourtant, les atteintes et l'inflammation sont bien là. Et au final, il a fait son travail : il m'a orienté vers celle qui a trouvé, il va maintenant m'orienter vers celui qui me soignera.

Il me donne les coordonnées d'un rhumatologue en milieu hospitalier afin de pousser les examens. La découverte du HLA B27 n'est qu'un indicateur. Et il me prescrit enfin des médicaments en adéquation. Des AINS : anti-inflammatoire non stéroïdien[3]. Sûr, la nuit prochaine sera bonne !

---

2 La vitesse de sédimentation ("VS") correspond à la quantité de sang coagulé dans un tube au bout d'une ou deux heures. Cette valeur permet de diagnostiquer une éventuelle inflammation aiguë ou chronique, quelle que soit son origine (infection, cancer, etc.) Son taux normal varie selon le sexe et l'âge, durant la grossesse et avec la prise de certains médicaments. *Source : ameli.fr*
3 Cette classe est très vaste, elle contient l'aspirine, l'ibuprofène et beaucoup d'autres molécules.

Enfin !

J'ai chassé les images vues sur internet. Je suis pris à temps, je ne finirai jamais dans cet état. Ce n'est pas possible. Du moins, j'essaye de m'en convaincre.

Je ne connais pas ces médicaments, mais l'expérience des relaxants m'incite à ne les prendre qu'au moment d'aller me coucher. Je n'ai pas envie de revivre le même épisode. D'autant que mon médecin m'a prévenu. Je peux ne pas les supporter, et il faudra sans doute adapter la posologie, voire en changer. Et la notice est très claire : pas d'alcool. Très bien. Ce sera donc terminé.

Je m'étends sur le lit, presque heureux à l'idée de l'excellente nuit que je vais passer. La première depuis maintenant cinq mois. Cinq mois où je n'ai dormi que quatre heures par nuit. Je me demande comment j'ai fait pour tenir. Comment j'ai fait pour mener de front le travail, le permis moto et mes activités associatives qui s'intensifient. J'ai toujours été très actif, voire hyperactif, multipliant les activités, les découvertes, papillonnant de ça et de là dans toutes sortes de domaines. Et je souris de l'ironie du sort : j'ai une maladie qui ne se déclenche qu'au repos, comme si j'étais voué à rester en mouvement.

Se glisser sous la couette, se détendre, fermer les yeux, oublier, divaguer, s'endormir...

Trois heures. Il est trois heures du matin quand j'ouvre un œil. J'ai mal à la tête. J'ai les yeux gonflés de sommeil et elle est là, en train de me labourer le dos. Jamais, donc, cela ne cessera ?

Puisqu'elle ne supporte pas l'exercice, j'entreprends de marcher dans l'appartement. Doucement. J'ai la démarche d'un grand-père. Je me raccroche à tout ce qui peut me soutenir. Mes jambes sont d'une raideur extrême, et je suis incapable de plier les genoux. Même serrer les poings m'est devenu difficile. Et si le travail d'ossification avait commencé ? Et si mes os se soudaient entre eux ? Combien de temps cela prend-t-il ? Tout mon corps me fait mal. Je découvre toutes les articulations de mon corps, et une bonne partie dont j'ignorais jusque-là l'existence. J'entreprends de faire quelques exercices d'assouplissement les yeux fermés, comme une ultime tentative pour rester dans le sommeil qui me fait tant défaut.

Au bout d'une heure, les douleurs s'estompent et je repars me coucher.

Je suis surpris d'entendre le réveil à sept heures. Depuis combien de temps n'a-t-il pas eu l'occasion de me réveiller ? Ainsi ce serait la solution. Couper la nuit en deux parts de quatre heures avec une série d'exercices au milieu. Finalement, j'ai dormi plus que d'habitude, mais je ne sais pas si cela est dû à mes exercices nocturnes ou aux médicaments. Sans doute un peu des deux.

Au travail, personne n'a remarqué ce que je traversais, à part une de mes collègues, toujours attentive et bienveillante avec moi. Et ce matin, c'est encore la seule qui me trouve meilleure mine.

En m'asseyant à mon bureau, je commence à me sentir mal. Je me mets à transpirer abondamment, à chercher mon souffle. J'ai la nausée et je suis littéralement trempé. Je me lève pour aller me dissimuler dans les toilettes. Je ne veux pas être vu dans cette position de faiblesse, je ne cherche qu'à me cacher tant qu'il est encore temps. Ma tête se met à tourner, tourner, tourner. J'accroche la porte, la referme derrière moi et je m'écroule par terre, à la recherche de la fraîcheur du sol. Je suffoque et je me sens partir.

Se maîtriser. Maîtriser la respiration qui s'emballe. Inspirer. Souffler. Mon cœur tambourine. J'essaye de me contrôler, de ne pas céder à la panique qui commence à m'envahir. Que m'arrive-t-il ?

Au bout d'un quart d'heure, je me relève. Je me sens extrêmement faible, vidé de toute énergie, mais le malaise parait être passé. Je me rassois à mon bureau, la chemise encore trempée de sueur. Personne n'a rien remarqué et je m'en réjouis, paralysé à l'idée que l'on puisse découvrir mes faiblesses.

Cette fierté mal placée qui m'a fait me réfugier dans les toilettes, acte totalement irresponsable si j'avais perdu connaissance.

Quand cela se reproduit le lendemain, je comprends que je ne supporte pas les médicaments. Je me rassure en me disant que le rhumatologue en aura de plus appropriés. Après tout, ceux-là n'avaient d'autre but que de me faire patienter jusqu'au rendez-vous qu'il est d'ailleurs grand temps de prendre.

> - Bien Monsieur, vous avez donc rendez-vous le 15.
> - Le 15 ? Juillet ?
> - Non ! Novembre ! Le 15 Novembre !

Quatre mois ! Quatre mois d'attente ! Je n'en crois pas mes oreilles. A la question de savoir s'il est possible de faire mieux que cette date bien trop éloignée à mon goût, la secrétaire me répond par la négative. Il me reste quatre mois à patienter, quatre mois à souffrir.

Je viens de découvrir ce que désertification médicale signifie.

VIII
L'INTROSPECTION

Tu sais j'ai pas toute ma raison
T'sais j'ai toujours raison
Tu sais j'suis pas un mec sympa
Et j'merde tout ça tout ça

Louise Attaque

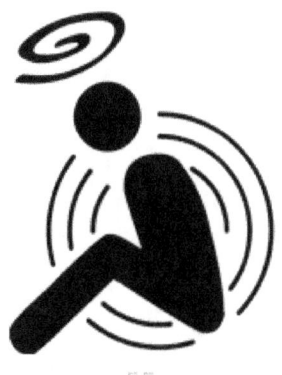

Quatre mois. Quatre mois d'enfer. Je ne supporte plus mon corps et celui-ci me le rend bien, puisqu'il ne me supporte plus non plus, au sens premier du terme.

Chaque jour, mes forces s'amenuisent. Chaque jour, je pense avoir touché le fond. Chaque jour, je me rends compte que je ne l'ai toujours pas atteint et que le lendemain est pire que la veille.

Je n'ai plus de médicaments. J'y ai renoncé. Les malaises successifs m'ayant rendu méfiant, j'ai préféré abandonner tout traitement plutôt que de risquer la perte de connaissance en pleine rue, ou pire, au volant.

Mes genoux ne répondent plus. Le matin, il me faut plusieurs heures pour retrouver une mobilité convenable, mais loin d'être satisfaisante. La nuit, le pieu dans le dos. La journée, les talons en feu, les genoux qui craquent et qui flageolent, les torticolis, les yeux qui brûlent, les doigts qui ne se replient plus, la cage thoracique qui m'oppresse à chaque inspiration. Ce dernier symptôme est l'un des plus angoissants. Il m'arrive de ne plus arriver à gonfler mes poumons pour prendre de l'air et je me mets à suffoquer, à chercher désespérément ma respiration. Comme si quelqu'un avait posé un énorme poids sur mes poumons. Le sentiment de panique qui m'envahit a généralement pour effet de me faire accélérer la respiration, ce qui fait également redoubler les douleurs. J'entre alors dans un cercle vicieux où, la panique grandissant, les douleurs décuplent. Il me faut alors trouver les ressources nécessaires pour me calmer, ne pas céder à la panique et essayer de retrouver un rythme d'inspiration régulier et ainsi attendre le retour à la normale.

La douche matinale est devenue invivable. Lever la jambe pour enjamber la baignoire me demande un effort surhumain. Se baisser pour attraper le pommeau de douche devient un acte quasiment héroïque. Quant à s'habiller... Je passe de longues minutes à regarder mes pieds et à me demander quand viendra le jour où je ne serai plus en capacité de mettre mes chaussettes.

Je calcule tous mes gestes. Je sais qu'au moindre faux mouvement, au moindre effort mal dosé, la sanction sera immédiate : je peux me bloquer pour de longs jours.

Avant, je commençais toujours ma journée par un grand sourire dans la glace. Une manière de me dire bonjour et d'entamer la journée sur une note joyeuse. J'ai toujours cru que le bonheur pouvait se décréter. Ainsi, je n'ai jamais accordé la moindre importance aux moments tristes, aux cons, aux tracas de la vie quotidienne, à la tuile qui vient contrecarrer des plans. Positiver. Toujours positiver, car, comme dit la chanson : *« la chance ne sourit pas à ceux qui lui font la gueule.* [4] *»*

Je ne me regarde plus dans la glace. Je ne me supporte plus. Je ne positive plus. Je ne m'aime plus. Je ne vois que du noir, je ne broie que du noir.

Dans mes recherches, le terme de maladie "auto-immune" m'a interpellé. L'Inserm[5] en donne la définition suivante :

« Les maladies auto-immunes résultent d'un

4 Extrait de « La chance » de La Rue Ketanou
5 Institut national de la santé et de la recherche médicale

59

*dysfonctionnement du système immunitaire conduisant ce
dernier à s'attaquer aux constituants normaux de
l'organisme. »*

Ainsi donc, il faudrait que je me déteste à ce point
pour que mon corps s'autodétruise ?

Il est vrai que la séparation, vécue
douloureusement, m'a plongé dans une période de
doutes. Et les relations platoniques enchaînées de
façon boulimique n'y ont pas changé grand-chose.
Mais je comprends que ce n'est que le déclencheur
et non la cause.

Je me rappelle qu'enfant, les douleurs étaient déjà
présentes, essentiellement dans le dos. Surtout lors
des trajets en voiture. Comme je suis le "petit", on
me plaçait toujours au milieu, à l'arrière, et j'étais
obligé de forcer pour me maintenir droit dans les
virages. Je finissais généralement le trajet épuisé
sans que cela n'inquiète puisque je ne me plaignais
pas vraiment. Ces douleurs juvéniles prennent un
éclairage nouveau aujourd'hui avec le diagnostic.

Je commence à entrevoir que cette maladie

chamboule ma vie et va peut-être nécessiter un accompagnement par un professionnel.

Je me décide à voir un psychologue en repoussant l'échéance à la rentrée prochaine, car pour l'heure, c'est l'été. Et j'ai l'impression que ce sera le dernier que je vais vivre normalement.

C'est l'été de tous les excès. Avec quelques copains, on s'organise ce que l'on surnommera plus tard un "keupon[6] tour".

Passionné de musique, j'ai pris l'habitude de courir les festivals l'été, aux quatre coins du Sud-Ouest et plus si affinités. J'ai décrété qu'elle ne m'en empêcherait pas.

Pendant dix jours, on enchaîne les festivals, les concerts, les barbecues chez les copains, la plage. J'en profite comme jamais. Comme si c'était la dernière fois. Étrangement, les douleurs se mettent en sourdine.

A mon retour, quand j'ouvre la porte à ma

---

6 De "punk" en verlan

nouvelle compagne, je trcmble comme une feuille. Je suis vidé de toutes mes forces. J'ai demandé à mon corps des efforts irrationnels et inconsidérés. Et je commence à le payer.

Elle me prend la tête dans les mains et me dit de sa voix douce :

> - Regarde-toi... Regarde-toi... Dans quel état tu t'es mis... Arrête ça... Arrête de brûler la vie...

Je vois dans ses yeux que je lui fais peine. Elle souffre pour moi. Mais je ne veux voir ni pitié, ni compassion dans le regard des gens. Je n'en veux pas. Je veux être considéré comme quelqu'un de normal.

Je détourne la tête. Après tout, que sait-elle de ce que j'éprouve et de ce qui est bien pour moi ? Est-elle dans mon corps ? Ressent-elle ce que je ressens ? Non. Alors qu'elle me fiche la paix, elle et ses régimes alimentaires qu'elle cherche pour me soulager, les plantes qu'elle me fait ingurgiter sous différentes formes pour leurs prétendues propriétés et toutes ses médecines parallèles qui ne changent rien à mon état.

Je me renferme sur moi-même. Je n'en ai pas conscience, mais c'est bien ce qui se passe. Je l'aime bien, elle est douce et attentionnée. Mais elle me bouscule trop. Elle entreprend trop de me faire parler de moi, trouve trop facilement les failles. Et le pire, c'est qu'elle a raison, mais je ne veux pas l'admettre : je dois me faire accompagner et donc consulter un psychologue. J'en suis convaincu aussi, je l'ai acté, mais je ne peux me résoudre à prendre ce rendez-vous, borné par tous les a priori que j'ai.

Elle m'annoncera plus tard qu'elle n'en peut plus de mon attitude. Elle m'aime bien, mais elle ne peut plus supporter ni cette situation, ni mon état physique, ni mon état psychologique. Et moi je n'en peux plus de voir sa peine dans ses yeux, comme un miroir de moi-même.

J'ai pris rendez-vous.

IX
L'ACCOMPAGNEMENT

Un siècle d'exil
S'éloignent les îles, ou pas
Que nous faudrait-il, imbéciles
Pour changer d'avis ou pas ?

Matmatah

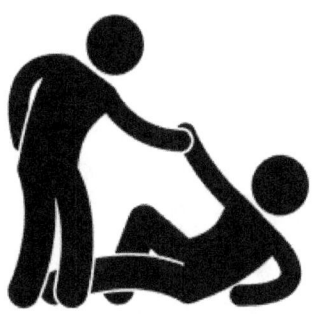

Trois fois. Je suis passé trois fois devant sa porte sans pouvoir me résoudre à sonner. La porte est dotée d'un interphone et je ne sais pas combien de temps je vais devoir attendre devant que l'on m'ouvre. La rue est très fréquentée, et je n'ai aucune envie que l'on me reconnaisse.

La consultation d'un psychologue est tout sauf une démarche anodine et me renvoie une image de faiblesse de moi-même. Dans l'inconscient collectif, il n'y a que les fous qui ont besoin de consulter. Et, si les personnes sont nombreuses à être suivies par un psychologue, rares sont celles qui osent l'avouer et en parler.

Je sonne.

L'ouverture est quasi instantanée. Ouf. Je pénètre dans un hall vieux et vétuste, dont le parquet grince sous mes pas, pour me diriger vers la salle d'attente. Je manque de m'étrangler quand je constate que quelqu'un y attend. Il a l'air aussi gêné que moi. Je ne sais pas combien de temps durent les séances, mais je crois que je suis arrivé trop en avance...

L'attente me parait interminable. Je suis venu là sur les conseils de mon médecin. J'ai compris maintenant le rôle d'un généraliste. Cela tient dans la dénomination "généraliste". Ce n'est pas lui le spécialiste, mais, étant en première ligne, il se doit d'avoir un faisceau de connaissances suffisamment denses et larges pour orienter au mieux ses patients. Ce n'est pas forcément l'exercice le plus aisé.

Quand vient enfin mon tour de pénétrer dans le cabinet, mon premier regard va au divan. J'ai l'impression d'être dans un mauvais film. Je ne vais quand même pas finir là-dedans ?

- Asseyez-vous.

Il me montre une chaise face au bureau derrière lequel il s'assoit, bureau aussi vieux que l'immeuble et sa salle d'attente. Derrière lui, une grande bibliothèque occupe tout le mur, remplie d'ouvrages poussiéreux. J'ai la sensation d'avoir changé d'espace-temps.

- Alors... Qu'est-ce qui vous amène ?

Il a une voix grave, très grave et douce. Il me regarde tantôt par-dessus ses lunettes, tantôt au travers, avec un léger sourire. Il est à l'image de tout ce qui l'entoure : vieux. D'emblée, il m'inspire confiance et avec ce premier contact s'envole ma réticence.

Je lui balance tout en vrac. La maladie, l'instabilité affective, mes peurs, mes doutes. Et lui se met à me poser des questions qui me paraissent déconnectées.

- A l'école, vous étiez plutôt devant ou derrière ?
- Vous étiez un enfant calme ou agité ?
- Vos parents vous aidaient-ils dans les devoirs ?

Je me prête au jeu des questions-réponses sans trop comprendre.

- Bien. On se voit la semaine prochaine.

Ah ! Parce que c'est tout ? Je sors frustré de ce premier rendez-vous. J'ai passé mon temps à parler, il n'a pas dit un mot en dehors de ses questions. Je ne m'attendais pas à un entretien de ce type. Je croyais qu'un dialogue se serait instauré.

Au deuxième rendez-vous, je n'ai pas pu en placer une. Pendant une demi-heure, il me déroule mon profil, ma façon d'être en société, ma façon de réagir aux évènements. Et il touche juste à chaque fois. Je me reconnais totalement dans ses propos, dans chacune de ses mises en situation. C'est à la fois perturbant, voire flippant, d'être ainsi mis à nu, et parallèlement, extrêmement réconfortant d'être ainsi écouté et entendu.

Je retiens une chose essentielle de ces séances : prendre le temps de me poser et de me retrouver, ce qui inclut également de cesser la recherche d'une éventuelle moitié dont je me fais le serment qu'elle ne sera ni plus jeune que moi, ni dans les études, ni loin de moi. Trois critères sur lesquels je ne transigerai évidemment pas.

X
LA COMPRÉHENSION

Et là tu t'dis que c'est fini car pire que ça
ce serait la mort.
Quand tu crois enfin que tu t'en sors
Quand y en a plus et ben y en a
encore !

Stromae

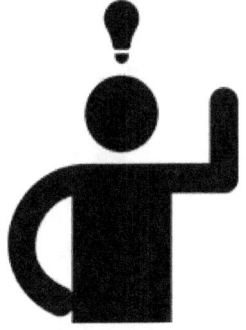

Le jour de mon premier rendez-vous chez le rhumatologue est enfin arrivé, au terme de quatre mois d'une attente insoutenable.

Dans la salle d'attente, je suis entouré de vieillards. Je vois leurs regards un peu interloqués. Que vient faire un gamin de vingt-cinq ans dans ce service de rhumatologie ?

Le gamin de vingt-cinq ans n'a plus rien à voir avec celui de vingt-quatre. Je me déplace comme eux : doucement et courbé. Je ne peux plus me lever d'une chaise sans un appui. Neuf mois que je n'ai pas dormi plus de quatre heures par nuit. Aux douleurs physiques s'est ajoutée une douleur morale et psychologique. Je vis très mal cette diminution physique et je commence à angoisser de finir en fauteuil tellement mes jambes ne me supportent plus, tellement tout mon corps n'est que douleur.

Le docteur qui me reçoit m'écoute patiemment. Aux vues de ce que je lui décris, et après m'avoir examiné, il me confirme que cela ressemble fortement à une spondylarthrite ankylosante.

Décelant ma détresse, il s'emploie à me rassurer.

> - Vous savez, on a aujourd'hui des traitements qui ont d'excellents résultats. La plupart des personnes que je suis régulièrement ont une vie tout à fait normale. Vraiment, il ne faut pas vous inquiéter.

Je l'ai assommé de questions. Comment cela évolue-t-il ? Peut-on guérir ? Quels sont les traitements ? Pendant combien de temps ? Comment évoluent les douleurs ? Est-ce transmissible à l'enfant ? Est-ce héréditaire ?

Pendant une heure, il s'emploie à défaire une à une mes angoisses. Je suis surpris par sa patience, sa douceur et le temps qu'il accepte de me consacrer. Non seulement il m'écoute, mais en plus, il me comprend. Depuis neuf mois, c'est la première fois que j'entrevois le bout du tunnel, que je me mets à espérer, à reprendre espoir, cet espoir qui m'avait totalement quitté.

Je lui fais part de ma mauvaise expérience avec les AINS[7].

- Il existe d'autres traitements qui viennent d'arriver et qui sont bien plus efficaces. Ceux qu'on appelle les biothérapies[8]. On fait en général une injection tous les quinze jours. Il en existe plusieurs sortes, on trouvera celui qui vous convient le mieux.

- Injection ? Par une infirmière alors ?

Je vois poindre la contrainte du rendez-vous tous les quinze jours, avec donc l'obligation de rester chez moi, couplée à ma phobie des aiguilles.

- Non. Enfin, si vous n'arrivez pas à vous

---

7 Anti-inflammatoires non stéroïdiens

8 Depuis quelques années, une nouvelle famille de produits est apparue : les biothérapies. Cette dénomination vient du fait qu'ils sont créés grâce à la biologie. Ainsi, on peut aujourd'hui cultiver des cellules et leur faire synthétiser un anticorps dirigé spécifiquement contre une cible bien particulière suspectée dans le déclenchement ou l'entretien d'une maladie. C'est le cas par exemple pour le Tumour necrosis factor alpha (TNF alpha) qui est présent à l'état normal dans l'organisme et actif dans les processus de défense de l'organisme. Au cours de la spondylarthrite, l'activité du TNF-alpha est beaucoup trop élevée. On a donc réussi à fabriquer des anti-TNF alpha qui s'opposent à son action inflammatoire.

la faire, oui, on peut avoir recours à une infirmière, mais je n'ai que de très rares cas de patients qui n'y arrivent pas eux-mêmes.

Mais... Je ne peux me piquer dans les veines !!"

Il sourit devant ma naïveté.

- Mais non ! C'est sous cutané ! Juste sous la peau ! Et ce sont des aiguilles très fines !

Il voit bien que je suis plus que sceptique à l'idée de me piquer. J'ai une sainte horreur des aiguilles, et cette perspective ne me réjouit pas du tout.

- Ecoutez, il faut commencer par une IRM[9] pour confirmer le diagnostic, ensuite on reparlera du traitement, mais franchement, réfléchissez-y, c'est vraiment efficace.

J'ai tellement mal qu'au fond de moi, sans le savoir, j'ai déjà accepté.

Dès lors, tout va très vite. L'IRM confirme deux

---

9 Imagerie par résonance magnétique

choses : il s'agit bien d'une spondylarthrite ankylosante et je n'ai pas la forme la plus sévère. A cet instant je me demande ce que peuvent endurer ceux qui ont la forme la plus sévère.

Lorsque je le revois avec mes résultats d'IRM, la question des injections a fait son chemin et j'accepte.

Il nous faut faire une série d'examens avant la mise en route de ce traitement. Vous avez une maladie auto-immune. C'est-à-dire que votre système immunitaire est déficient et provoque ces douleurs. Le traitement a pour but d'abaisser vos défenses immunitaires. C'est pour cela que nous devons procéder à une série d'examens pour nous assurer que vous n'avez pas une autre infection quelconque que ce traitement pourrait favoriser. Si vous êtes d'accord, on programme l'hospitalisation.

J'accepte.

- Le traitement est un peu onéreux, on fera une demande de prise en charge en ALD.

- ALD ?

- Oui, Affections Longue Durée. La Sécurité sociale prend en charge à 100% les dépenses inhérentes à votre pathologie. J'en informe votre généraliste afin qu'il fasse les démarches.

C'est la première fois que j'entends parler de ce régime et je mesure à cet instant ma chance d'être né en France. Et je me rends compte que c'est encore mon généraliste qui va faire les démarches.

Je passe donc une journée à l'hôpital, ballotté entre tous les services. Ici une radio, là un test tuberculeux, ici une échographie du cœur, prise de sang... Je subis un check up complet.

Tous les résultats sont encourageants. Je vais pouvoir bénéficier des biothérapies. Enfin !

Mon ordonnance en main, je commande ma première boîte.

XI
L'APPRENTISSAGE

On veut voler de nos propres ailes
C'était le rêve de nos aïeux
Elle est pas si loin l'étincelle
Il suffit qu'on ouvre les yeux

Tiken Jah Fakoly

1041.36 €. C'est le prix de la boîte. Je n'en crois pas mes yeux. Je vais donc m'injecter 520.65 € dans le corps tous les quinze jours. Je comprends mieux la nécessité d'une prise en charge à 100%.

"Cotiser selon ses moyens, recevoir selon ses besoins." Telle est la devise de la Sécurité sociale lors de sa création le 4 octobre 1945, à la suite du Conseil National de la Résistance. C'est aussi à cette date qu'est mis en place le régime des Affections Longue Durée. Il résulte, entre autres, du vieillissement de la population (déjà !) et de l'augmentation des maladies chroniques.

Seules trente affections entrent dans le cadre des ALD. Je découvre que je côtoie donc le diabète, Parkinson, Alzheimer, la mucoviscidose, le cancer...

Les discours rassurants des médecins s'envolent un peu avec cette découverte. Je comprends que ma vie vient de connaître un tournant et que je ne vivrai plus jamais comme avant. Elle a un nom, elle s'appelle spondylarthrite ankylosante, et c'est ma nouvelle compagne. Elle va me suivre, ne plus me lâcher. Elle va faire son œuvre, sournoise et malicieuse. Mais je vais lui mener une guerre sans merci. Je ne lui laisserai aucune place, aucune chance. Je n'aurai d'autre choix que de tolérer sa présence, puisqu'elle refusera de partir, mais jamais, elle ne m'empêchera de vivre. Jamais.

Elle partage le quotidien de 0.3%[10] de français. Et je suis dedans. Je découvre que j'ai désormais un point commun avec Ramsès II, Bernard Werber, Tatiana Golovin et Paul Scarron.

Je tourne et retourne ma boite à 1041.36 € et j'entreprends de lire la notice. Je n'en ai jamais vu de si longue. La liste des effets secondaires donne le tournis. On retrouve les habituels : éruption cutanée, sensation de faiblesse ou fatigue, maux de tête ou vomissement. Les autres ont une toute autre tournure : empoisonnement du sang, zona, cancer de la peau, tumeurs bénignes, hypertension, arrêt de la fonction de pompage du cœur...

J'ai beau savoir que les laboratoires cherchent à se protéger en essayant de balayer de manière

---

10 Selon la Société Française de Rhumatologie.

exhaustive la liste des effets secondaires, je n'en suis pas pour autant rassuré. Ai-je vraiment fait le bon choix en choisissant ce traitement ? J'ai de toute façon épuisé toutes les autres voies, c'est la dernière... Et c'est aujourd'hui que je retourne à l'hôpital pour faire cette première injection. Je tente de me rassurer en me disant que je ralentirai les doses dès que possible.

L'infirmière qui me reçoit et qui est chargée de m'apprendre à faire l'injection est douce. Encore une fois, je suis le plus jeune du service, et je vois bien qu'elle attache à ma situation une attention particulière. J'ai moins d'appréhension. J'ai pu voir qu'effectivement l'aiguille est minuscule.

Choisir un endroit calme, se laver les mains consciencieusement.

- Vous sentez-vous suffisamment à l'aise pour faire l'injection vous-même, ou voulez-vous que je la réalise pour vous ?

Je sais bien que la prochaine fois je serai seul. Je ne me sens pas du tout à l'aise, mais je veux la faire moi-même. C'est aussi la clé de l'indépendance, cette chère indépendance.

Je choisis comme lieu d'injection les jambes. Le ventre, je ne sais pas pourquoi, je ne peux m'y résoudre. L'infirmière se moque gentiment de moi tandis que je cherche un peu de gras pour piquer. Je n'ai jamais été épais, et j'ai encore maigri ces derniers mois. Je pèse à peine cinquante kilos, pour un mètre soixante-douze. Je désinfecte. Je pince la peau entre deux doigts. Je regarde l'aiguille. En fait, ce n'est pas si terrible. Je pique. Et j'attends la douleur qui ne vient pas. Je commence doucement à injecter le produit. Je me suis fait une montagne d'un acte qui se révèle banal. J'ai vaincu ma phobie des aiguilles.

En rentrant chez moi, je n'attends plus rien. Inconsciemment, j'ai mis beaucoup d'espoir dans ce traitement, mais les différentes déceptions m'incitent à la réserve. Les effets secondaires potentiels m'ont aussi refroidi, malgré le discours rassurant de mon rhumatologue. Ne travaillant pas le samedi, j'ai programmé l'injection un vendredi.

XII
LA DÉLIVRANCE

Dans la vie, y a des grands moments de
bonheur,
Y a des cris et puis des pleurs,
Et le manège tourne

Broussaï

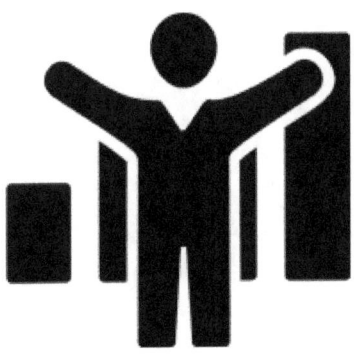

En ouvrant les yeux, ma première surprise est de constater qu'il fait jour... Je suis plus habitué aux réveils nocturnes, dans le noir le plus complet.

Je me tourne vers mon réveil, avec les précautions d'usage, attendant la douleur qui va me rappeler à l'ordre. Non seulement elle ne vient pas, mais l'heure affichée me laisse perplexe : 14h00.

J'ai dormi seize heures d'affilée sans me réveiller. Je suis pris d'un rire nerveux, mi-rires, mi-pleurs. Cette nuit, j'ai gagné. Et, elle, je l'ai reléguée au second plan.

Je m'assois sur le lit, je me lève. A chaque instant, j'attends la douleur. Certes, je suis un peu raide, mais je marche sans difficulté. Dans la salle de bain, je passe devant le miroir. Cela fait des mois que je le fuis. Je lève les yeux vers cette image, avec l'appréhension de ce que je vais voir. Pour la première fois depuis un an, j'ai l'air reposé. J'explose franchement de rire. J'ai gagné.

Les jours suivants, mon état s'améliore de façon spectaculaire. Les escaliers menant à mon appartement relevaient du défi, dans un sens ou dans l'autre. Je les dévale maintenant quatre à quatre sans embarras. Les nuits qui me faisaient tant défaut sont redevenues totalement normales.

Pour fêter cette résurrection, je me suis acheté la moto que je ne croyais plus pouvoir piloter. Ma revanche, elle était arrivée, elle était là.

XIII
L'INTERROGATOIRE

Est-ce que les gens naissent
Égaux en droits
A l'endroit
Où ils naissent
Que les gens naissent
Pareils ou pas

Maxime Le Forestier

Lorsque je reçois la convocation de la Sécurité sociale afin de déterminer le bien-fondé de la demande de prise en charge en ALD de mon traitement, je pressens que l'acceptation de mon dossier n'est pas forcément actée. La crise financière vient de mettre à mal les économies des Etats, et la chasse aux dépenses est ouverte. Nicolas Sarkozy vient d'être élu Président de la République et les premiers coups de butoir contre la Sécurité sociale viennent d'être portés, au travers notamment de l'instauration des franchises médicales. Jacques Attali sort même un rapport prônant la suppression du régime des ALD...

Je joue le jeu en collectant tous les justificatifs et preuves demandés : je me munis de l'ensemble des résultats d'examens, des radios, des IRM... Le stock commence à être impressionnant. Et je me rends à la convocation.

Si j'y vais avec une certaine appréhension, je tente de me rassurer derrière le fait que c'est un énième médecin que je rencontre. Et je n'ai jamais rencontré de médecin malveillant. Partout où je suis passé, chaque oreille a été attentive, chaque mot a été rassurant, chaque rendez-vous bienveillant.

Et face à moi, c'est bien un médecin.

C'est avec mon tas de radios et autres examens sous le bras que j'entre dans ce bureau. Je comprends immédiatement que ce rendez-vous ne sera pas comme les autres. Je sens immédiatement une tension palpable.

Finie la bienveillance, je dois me justifier. Justifier mon état. Mes résultats d'examens sont à peine lus, tout juste balayés du regard. Et je subis une batterie de questions comme si j'étais le dernier des délinquants, comme si j'affabulais.

Je perds pied dans cet interrogatoire déséquilibré. Elle a le savoir, j'ai les maux. Il me manque désespérément les mots et le savoir.

Je ne comprends pas ce que je fais là, à défendre l'obtention d'un statut que je ne connaissais pas quelques mois auparavant. Pourquoi était-ce à moi de justifier la demande de mon médecin ? Moi qui n'avais aucune connaissance médicale ? Pourquoi ne s'adressait-elle pas directement à mon médecin ?

Et vint la question qui me mit hors de moi.

- Quel est votre niveau d'étude ?

J'ai donc entrepris de lui expliquer, pas franchement de façon sereine, tout le bien que je pensais de cette question et pourquoi je n'y répondrai pas.

Encore aujourd'hui, je me pose le bien-fondé de cette question. Si je peux comprendre la nécessité de prendre un patient dans sa globalité dans le traitement d'une maladie, ce qu'elle n'était assurément pas en train de faire, quel est l'intérêt, dans ce processus-là, du niveau d'étude ? Je comprends l'attention portée à la profession exercée, surtout avec ce type de pathologie qui impacte forcément une carrière professionnelle. Mais que vient donc faire là le niveau d'étude, alors même que je suis sorti de l'école depuis plus de six ans ?

Avant de claquer la porte, je tente l'argument ultime : 1041€. Le prix du traitement chaque mois. Je me vois rétorquer que je dois bien avoir une mutuelle qui prendra le différentiel. Ce différentiel s'élève alors à plus de 360€ par mois...

L'envie m'est venue de lui raconter une histoire à base de marmotte et de papier d'alu, issue d'une pub célèbre... Quelle mutuelle, aussi généreuse soit-elle, garderait un patient qui lui coûterait 300 € par mois pour une cotisation d'une quarantaine d'euros mensuel ?

Je me suis levé. La porte dans les mains, je lui ai lancé un dernier regard afin qu'elle saisisse bien tout le mépris que je lui portais. Et de toutes mes forces, j'ai claqué la porte. Les murs de la Sécurité sociale doivent encore en trembler.

La réponse est arrivée quelques jours plus tard : prise en charge en affection longue durée refusée.

Elle m'avait donc condamné à ne pouvoir accéder au seul traitement qui me soulageait. Ceci allait avoir une conséquence très directe : pas de traitement, pas de travail.

J'ai passé les jours suivants à me remémorer cet entretien en me demandant si je n'aurais pas dû être plus conciliant. Plus j'y repensais, plus il était clair que la décision avait été prise bien avant que je ne pénètre dans ce bureau.

Et plus je me le remémorais, plus m'est apparu un véritable fossé entre la relation que j'avais pu avoir avec l'ensemble des médecins que j'avais rencontrés et elle. D'un côté la bienveillance, de l'autre la suspicion. D'un côté l'écoute, de l'autre le dédain.

Comment ce médecin de la Sécurité sociale pouvait être si différent des autres ? Pourquoi n'avait-elle pas souhaité me protéger comme tous les autres ?

Ces questionnements m'ont amené à lire le serment d'Hippocrate.

J'ai sursauté au premier point :

"Mon premier souci sera de rétablir, de préserver ou de promouvoir la santé dans tous ses éléments, physiques et mentaux, individuels et sociaux."

A aucun moment celle-ci n'avait, par son action, ni rétabli, ni promu, ni préservé ma santé.

Je savais que, comme toute décision administrative, celle qui venait d'être prise à mon encontre était contestable. Mais l'humiliation que j'avais subie me donnait l'envie d'aller au-delà de la simple contestation administrative.

Etant médecin au même titre que tous les autres, elle a prêté serment. L'Ordre des médecins est quant à lui chargé de *"veiller au maintien des principes de moralité, de probité, de compétence et de dévouement indispensables à l'exercice de la médecine et au respect, par tous les médecins, des principes du code de déontologie médicale."*

Mon interlocuteur était tout trouvé. J'ai pris ma plume, et j'ai écrit au Conseil départemental de l'Ordre des médecins pour relater cet entretien ubuesque et ses conséquences.

L'effet a été immédiat : sans même que je conteste formellement, un second rendez-vous d'expertise médicale était déclenché par le directeur de la Sécurité sociale en personne. Et devant un rhumatologue cette fois-ci.

L'expertise a conclu que je souffrais bien de spondylarthrite ankylosante et que, bien entendu, je devais être pris en charge au titre du régime des Affections de Longue Durée.

Tout ça pour ça…

J'ignore ce qu'est devenu ce médecin de la Sécurité sociale. J'ignore également quelle était sa part de libre arbitre dans ses décisions. Mais aujourd'hui encore, mon mépris pour elle est sans limite.

XIV
LA DÉSILLUSION

Je rêve d'y croire
Mais l'horizon se dessine
Autour de moi la raison se décime.

Danakil

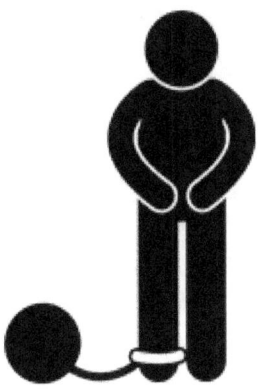

Né au lendemain de la mort de Bob Marley, j'ai grandi avec le reggae. Cette musique a toujours été mon échappatoire et je prends plaisir à en explorer sans cesse tous les courants et un tout particulièrement : le reggae issu du continent africain. Sa culture m'a toujours plu, ses paysages et sa faune m'ont sans cesse fasciné.

Je me suis souvent promis d'y aller.

Je m'aperçois alors que je partage une passion commune avec mon père pour ce continent. Depuis de nombreuses années, à la tête d'une association, il se démène pour aider une région du Mali. Régulièrement, il convoie du matériel, dans un périple de plus de quinze jours par voie terrestre et maritime, traversant ainsi de nombreux pays.

Son action et son altruisme m'impressionnent.

Quand il me propose de le suivre dans l'expédition suivante qu'il prépare, j'accepte aussitôt. J'y vois un double avantage : avoir un moment privilégié avec lui en partageant ce qui le fait avancer et en même temps, assouvir mon rêve de gosse en allant découvrir le continent africain.

Jamais je n'aurais osé entreprendre une telle expédition auparavant. Je sais que les conditions du voyage seront spartiates, avec un couchage forcément plus qu'austère, souvent sur les sièges d'une voiture. Et quand on a une spondylarthrite, on accorde une attention spécifique à la literie, sous peine de le payer dès le réveil, sans savoir si cela tombera sur le cou, les genoux, les hanches… C'est la loterie, et je ne suis pas très joueur.

Mon excellente réaction aux biothérapies me donne des ailes. Je me sens capable de tout entreprendre. Parallèlement, je vois mon père, alors âgé de soixante-dix ans, supporter ces conditions. Moi et mon traitement, on doit au moins pouvoir rivaliser.

Ce genre de voyage se prépare. Il faut négocier avec son employeur la durée du voyage, qui tourne autour d'un mois environ, sachant que les imprévus peuvent rallonger sérieusement le temps de trajet. La date de départ est souvent connue, celle de retour est rarement précise. Il m'avait raconté s'être fait arrêter à la frontière marocaine, le convoi entouré de barbelés parce qu'il leur manquait un papier. Ils avaient dû aller le chercher à cent cinquante kilomètres de là, leur faisant ainsi perdre plusieurs jours. J'avais déjà eu ce genre de discussion avec mon patron, alors que me trottait l'idée de partir sur le chemin de Saint-Jacques-de-Compostelle. Je savais qu'il me laisserait libre de saisir cette opportunité, à condition que je prépare mon temps d'absence. Cet obstacle-là levé, plus rien ne s'opposait à mon départ.

Restait la problématique du transport de mon traitement. Il se conserve obligatoirement au frais et je sais que je vais éprouver là une difficulté. Je l'occulte un peu en me disant que je dois bien pouvoir m'arranger en arrivant à faire une injection juste avant le départ, la seconde au retour. Je sais que ce n'est pas idéal, mais je ne trouve pas d'autre solution sur le coup, sachant pertinemment qu'il sera impossible de le maintenir au frais au sein du convoi, et donc de l'emporter avec moi.

Chaque pays traversé a ses contraintes. Mais tous

ont la même particularité : le vaccin contre la fièvre jaune est obligatoire. J'entreprends donc les démarches pour l'effectuer au plus vite.

Au détour d'un rendez-vous chez mon médecin, j'entreprends de lui raconter ce projet qui me tient de plus en plus à cœur. Au fil du temps, notre relation est devenue chaleureuse et je m'ouvre à lui de plus en plus librement.

Il comprend parfaitement, devant mon enthousiasme, que je tiens particulièrement à ce voyage. Je le vois alors prendre un peu de recul, s'enfoncer un peu dans son fauteuil, et de sa voix un peu mélancolique me dire :

- Cela ne va pas être possible…

J'ai ouvert de grands yeux. Bouche bée.

- Pardon ?

Il a alors pris le temps, calmement, de m'expliquer. Il existe deux types de vaccins : les vaccins "vivants atténués" et les vaccins "inactivés." Les premiers, comme leur nom l'indique, contiennent un agent infectieux *vivant* tandis que les autres contiennent aussi un agent infectieux, mais *"tué"*.

Dans ton cas, le traitement te rend immunodéprimé. Les vaccins dits "vivants" sont contre-indiqués. Ils peuvent te faire courir un risque. Le vaccin contre la fièvre jaune est un vaccin vivant...

Je me sens groggy. En cinq minutes, mon rêve vient de s'envoler. Je croyais toutes les contraintes éloignées. Elles me revenaient en pleine figure. Je m'étais juré que cette maladie ne m'empêcherait rien, elle venait de me rappeler que, bien qu'endormie, elle n'en avait pas fini avec moi et mes nerfs. La porte du continent africain se fermait devant moi, et avec elle, de nombreux autres pays.

Quand, en 2018, le gouvernement d'Emmanuel Macron entreprend de rendre obligatoire quelques vaccins supplémentaires, fleurissent alors de nombreux mouvements anti-vaccins, au nom du libre choix.

Il est utile ici de rappeler que la vaccination nous protège certes nous-mêmes, mais également ceux qui, comme moi, ne peuvent se faire vacciner. Le vaccin contre la rougeole est un vaccin *vivant*, comme celui contre les oreillons ou la rubéole. Ils sont donc inaccessibles à nombre de nos concitoyens immunodéprimés. Se faire vacciner est donc un acte pour soi-même, mais également pour protéger son entourage. Comment peut-on accepter qu'en 2018, dans un pays comme la France, on puisse encore mourir de la rougeole ?

Ces mouvements anti-vaccins, en plus d'être irresponsables en mettant en danger la vie de personnes crédules, sont également l'expression d'un fort égoïsme.

XV
LA RENCONTRE

Ce soir,
On rallume les étoiles,
Tu rallumes, il rallume les étoiles
Une à une

HK & Les Saltimbanques

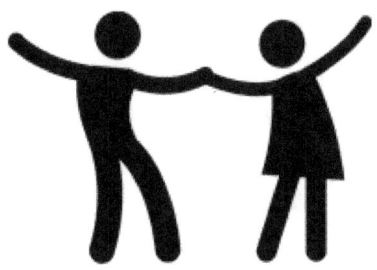

Elle danse devant moi. Ses cheveux blonds voltigent autour de son visage au rythme de la musique. Elle est belle.

Le déclenchement de la maladie n'a pas facilité la confiance en moi-même. Qui pourrait donc supporter de vivre avec quelqu'un qui, régulièrement et ce malgré l'efficacité du traitement, se tord de douleurs en plein milieu de la nuit ? Je sais que pendant la période de diagnostic, j'ai été odieux avec mes amis, alors même qu'ils ne me supportaient pas au quotidien. Et c'est sans doute parce qu'ils ne me supportaient pas au quotidien qu'ils sont restés mes amis.

S'il est assez aisé de le cacher au travail, je suis conscient qu'il n'en sera pas de même avec celle qui oserait partager mon quotidien. Il faudra l'avouer tôt ou tard. L'absence de vision sur les évolutions potentielles rend l'avenir totalement incertain. Qui pour accepter ce ménage à trois ?

Je n'ai pas, à cette période-là, de désir de paternité. Mais la question de la transmission de la maladie me taraude. Dois-je prendre le risque de faire subir ce que je vis à un autre ? La meilleure façon de tuer cette maladie est que je l'emporte avec moi. Pas de continuer à la faire vivre au travers d'un autre, d'un petit être dont la venue ne résulterait que d'un choix, certes partagé, mais quelque part égoïste.

Parallèlement, je porte comme beaucoup la volonté de laisser quelque chose derrière moi. Je me rends compte à cet instant-là que la maladie me fait porter des réflexions qui ne sont absolument pas de mon âge.

Je suis bourré de doutes malgré les discours rassurants des médecins. Le risque de transmission existe. Il est relativement faible[11], mais il existe. Prendre des risques, je peux le faire pour moi-même. Mais dans ce cas précis, je prends le risque pour un autre que moi-même. Et ce risque peut aussi avoir des conséquences sur l'ensemble du foyer, si jamais j'arrive à en créer un. Deux malades sous le même toit alternant les sautes d'humeur…

---

11 Si aucun parent n'est porteur de l'antigène HLA-B27, le risque de transmission de la maladie est très faible. Si l'un des parents est porteur du B27, les enfants auront un risque sur deux d'hériter de l'antigène. Celui qui serait porteur de B27 aura un risque sur 5 d'attraper une forme de spondylarthrite et environ un risque sur 10 que ce soit une SA caractérisée.

Un vrai régal.

Et comment lui expliquer, petit, que je ne peux faire comme tous les pères ? Que je ne peux être ce père fort qui peut le jeter en l'air ? Courir avec lui ?

Je prends sa main pour danser avec elle. J'attends le regard interloqué qu'elle va me lancer et la main qui se retire, voire la baffe.

Elle me sourit. Je l'enlace.

Au petit matin, elle m'a dit son âge. Je m'étais promis de ne pas transiger sur mes principes : ni plus jeune que moi, ni dans les études, ni loin de moi.

Elle a neuf ans de moins que moi, elle est en plein dans les études, et à cent-vingt kilomètres de chez moi… Le combo.

Elle sait que notre écart d'âge est en train de me faire fuir. Mais elle est maligne. Quand je la raccompagne à la sortie du festival, elle me bourre littéralement la tête, en m'expliquant qu'elle pense que toute histoire mérite d'être vécue.

Elle part en me laissant son numéro et ne prend pas le mien, me laissant à moi seul la responsabilité de la recontacter.

En rentrant chez moi, je tourne et retourne ce petit bout de papier dans mes mains. Appeler, ne pas appeler… Respecter mes principes, m'assoir dessus…

J'ai courageusement envoyé un sms.

- Bien arrivé.

Mon téléphone a sonné aussitôt. Pendant qu'elle s'emploie à démonter mes réticences dues à notre différence d'âge, je pense à mon secret, renvoyant à plus tard cette annonce. Les efforts qu'elle déploie me surprennent. Cette facilité à parler aussi. Bien que de neuf ans plus jeune que moi, sa maturité me correspond. Peut-être parce que je suis aussi un peu immature.

Nous convenons de nous revoir. Et tourne en moi cette insoluble question : dire ou ne pas dire ?

A force de questionnements, j'en arrive à la conclusion que plus je le dirai tôt, plus j'éviterai de m'engager avec quelqu'un qui ne l'accepterait pas.

Et j'ai avoué. J'ai pris soin d'utiliser un ton suffisamment solennel pour qu'elle comprenne que c'est grave, tout en minimisant tous les effets. En même temps, je suis encore dans une phase d'apprivoisement de cette maladie que je connais finalement mal.

Dix ans plus tard, elle partage toujours mon quotidien. Nous avons apprivoisé cette maladie ensemble. Je me démenais seul face à elle, j'avais désormais une alliée de poids. Je n'étais plus dans un tête-à-tête morbide, nous étions deux contre elle.

Elle a eu droit à tout. Les week-ends annulés à la dernière minute quand je n'arrivais pas à me lever, perclus de douleurs, les sautes d'humeurs, les nuits où je marchais autour du lit pour me soulager, les doutes, les espoirs…

Car si le traitement a beau avoir mis en sourdine la majorité des douleurs, il n'empêche pas la survenue de crises violentes qui s'installent dans mon corps sans prévenir, de préférence au moment le moins opportun, et empêchant tout mouvement. Le type de crise où l'on finit au lit pour la journée sans oser bouger, ce qui a pour conséquence aussi de réveiller d'autres douleurs, puisque cette maladie déteste la position statique.

Chaque fois, de sa voix douce, elle m'a relevé la tête.

Ça va aller… on va s'en sortir…

Elle a toujours employé le "on". Elle porte la maladie comme si elle-même était atteinte. Elle arrive même à déceler, parfois avant moi, quand la crise va arriver.

Quand mon téléphone sonne ce jour-là au travail, je décèle à sa voix qu'il se passe quelque chose.

- Tu peux t'arrêter à la pharmacie en rentrant ? Je crois que j'ai besoin d'un test de grossesse…

Pendant que monte en moi l'euphorie, mes doutes me reviennent en pleine figure. Nous n'avions pas programmé cette grossesse. Nous avions certes pris des risques, mais à voir tous les couples galérer autour de nous, je pensais la prise de risque extrêmement limitée.

En rentrant, quand elle m'a tendu les quatre tests positifs qu'elle avait déjà effectués, j'ai compris que nous y étions. Que ce cinquième test que je ramenais ne servait finalement à rien.

- Mais chéri, ces quatre-là sont périmés...

Finalement, celui que je lui ramenais ne fonctionna pas, bien que n'ayant pas passé le délai d'utilisation. La prise de sang est venue confirmer rapidement ce que nous savions déjà.

Et toujours cette question. Pouvais-je risquer de transmettre cette maladie ? Ce petit être à venir n'allait-il pas me le reprocher ? Nous en avions déjà parlé ensemble. Elle connaissait mes craintes, mes doutes.

Quand on s'est regardé, notre décision était prise. Sans même le verbaliser formellement, nous savions que nous allions accueillir ce bébé. Du mieux que nous pourrions. C'est à la fois le fruit de notre amour et un magnifique symbole de vie, d'espoir.

XVI
LE QUESTIONNAIRE

Je me suis couvert de boue
A rester au garde à vous
A faire semblant de rêver
Que le monde peut changer

Les Sales Majestés

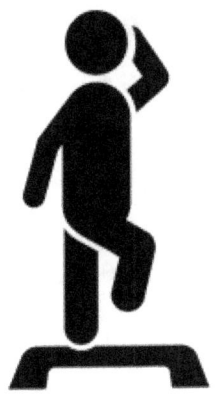

A vingt-sept ans, malgré un travail que je considère alors plutôt rémunérateur, j'éprouve des difficultés financières. Je comprends rapidement que mon salaire n'évoluera que très progressivement et très lentement. Seule solution : baisser mes charges. La principale étant le loyer, c'est à elle que je veux m'attaquer. Or, il se trouve que je vis dans une ville où payer une location revient souvent plus cher qu'acheter son bien. La piste d'économie est toute trouvée.

Je jette mon dévolu sur une petite maisonnette de centre-ville qui me correspond bien. De style ancien, je tombe sous le charme de ses colombages. Je pourrais ainsi rester au cœur de cette ville que j'aime passionnément et au milieu du bouillonnement si caractéristique des centres villes.

Reste à le financer. Je me tourne naturellement vers ma banque pour évaluer ma capacité d'emprunt. Le premier conseiller que je rencontre me propose d'emprunter le double de ce dont j'ai besoin, avec de fait, des mensualités doubles de celles que j'espère. Devant mon air peu convaincu, il cherche à me convaincre.

Vous sortez trop, regardez tous ces retraits. Si vous les limitiez, vous pourriez emprunter bien plus !

Je suis parti. Il n'avait rien écouté, simplement attaché à me refiler un crédit le plus gros possible. C'est bien parce que je voulais maintenir cette vie sociale que j'étais à la recherche d'un petit crédit. Pas pour rester enfermé chez moi pour les quinze ou vingt prochaines années à payer un crédit. Et je n'étais surtout pas là pour m'entendre dire comment je devais organiser ma vie.

Je me suis tourné vers un courtier. Je me doutais bien que la spondylarthrite allait me jouer quelques tours. Devais-je le dire ? Le cacher ? Toujours le même dilemme.

L'ami commun que j'ai avec celle qui me reçoit m'incite à l'honnêteté. En même temps, je n'ai jamais su mentir. Chaque fois que j'ai tenté, cela s'est vu sur mon visage, comme le nez de Pinocchio.

J'entreprends de lui expliquer ce qu'est cette maladie qu'elle ne connaît pas.

- Oui… il faudra remplir un questionnaire spécifique, sans doute…

Elle débute dans la profession et je suis son premier "cas". Moi, je débute dans l'univers des prêts immobiliers. Je comprends que je n'aurai pas de difficulté à obtenir le crédit. Mais un crédit s'assure. Et là tout se gâte.

Je découvre que je dois remplir un questionnaire de santé. Je ne me rappelle plus la formulation de la question. Je sais que j'ai dû cocher oui.

Quelques jours plus tard, je reçois un courrier comportant un nouveau questionnaire, cinq fois plus long que le premier, le tout à remplir par mon médecin traitant. Ils veulent tout savoir. Le traitement, la date de déclenchement de la maladie, son évolution…

Ce voyeurisme me gêne. Ne peut-on donc pas être

considéré normalement ?

Je m'exécute, conscient que je n'ai pas le choix.

Quelques jours plus tard, je reçois l'acceptation de ma demande de crédit avec l'acceptation de mon dossier par l'assurance.

La lecture des documents fait monter une sourde colère en moi. L'assurance m'assure, sauf pour tout ce qui a trait à la spondylarthrite. Sur chaque ligne, sont alternées, face aux garanties, les mentions « refusé » ou « surprime médicale 75% ».

Et le tarif final est double.

Ainsi, ils me proposaient un tarif double pour une assurance… qui n'assure rien, ou si peu.

Après les franchises médicales[12], je subissais une nouvelle ponction financière, au seul motif que je suis atteint d'un handicap. Je ne supportais plus ces

_____

12 La franchise médicale est une somme qui est déduite des remboursements effectués par votre caisse d'assurance maladie sur les médicaments, les actes paramédicaux et les transports sanitaires.

injustices.

Mon orgueil me commandait de tout envoyer bouler. La raison me commandait de faire abstraction.

J'ai signé.

XVII
DEBOUT

J'ai cherché en moi, j'ai cherché autour
J'ai cherché la nuit et le jour,
J'ai demandé aux flics à chaque
carrefour
Avez-vous vu la dignité ?

Francis Cabrel

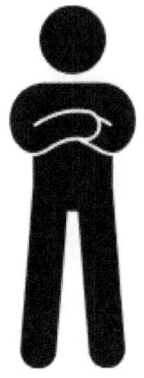

Depuis l'apparition des premiers symptômes, j'ai lutté afin que cela n'interfère pas dans mon travail.

Mon éducation et mon parcours ont fait du travail un quasi-sanctuaire intouchable. Dans mon logiciel intellectuel, il est impossible de ne pas travailler. J'y vois là la clé de mon indépendance, et cette indépendance, je ne veux la perdre pour rien au monde.

Comme beaucoup d'entreprises, la mienne a été secouée par la crise financière, et le secteur dans lequel j'évolue n'est pas au mieux.

Depuis quelques temps, les départs se multiplient pour différentes raisons. Invariablement, le travail du dernier parti atterrit… sur mon bureau. C'est assez flatteur et je le prends comme une marque de reconnaissance de mon patron avec qui j'entretiens une relation plutôt amicale : j'ai le même âge que son fils.

Je ne me rends pas forcément compte de ce qui se passe. Le traitement fait son effet. Les douleurs, même si elles sont encore là, se sont faites plus discrètes et me permettent d'encaisser la charge de travail.

Mais cette charge me fait développer une banale tendinite du bras droit. Mon médecin m'indique que la seule solution est le repos, et donc un arrêt de travail.

Je m'y refuse. J'ai l'impression que je ne peux abandonner mon entreprise dans cette période. J'aime mon métier, j'aime l'équipe, même s'il y a toujours quelques collègues dont on se passerait volontiers.

Je prends le parti de résister, persuadé que cette tendinite finira par s'estomper d'elle-même. Je sous-estime clairement lors de cet épisode le cocktail créé à la fois par mon travail et la spondylarthrite.

A l'issue de plusieurs mois, mon bras droit est si enflammé que je mets des heures avant d'arriver à toucher la souris de l'ordinateur ou le clavier. A la maison, le soir, je ne peux plus utiliser ce bras qui est clairement en train de se déformer. Je suis régulièrement obligé d'utiliser mon bras gauche pour porter et maintenir ce bras qui ne veut plus répondre et pour lui éviter les efforts. Tel Jamel Debbouze, j'enfile constamment ma main dans la poche, essayant de trouver dans cette immobilisation du bras un peu de réconfort.

Ma compagne finit par me convaincre de consulter à nouveau mon médecin.

A la vue de mon bras, il m'explique qu'en vingt ans de carrière, c'est la plus belle tendinite qu'il ait jamais vue. Je ne m'en sens pas franchement flatté…

Il me réexplique qu'à part le repos et la patience, les solutions miracles n'existent pas. Je suis forcé de m'y résoudre. Quant aux anti-inflammatoires, il m'explique que s'ils vont me soulager ponctuellement, ils ne feront finalement qu'aggraver la situation : la douleur ainsi atténuée, je vais me servir de ce bras normalement et par conséquence entretenir cette inflammation.

- Bon… très bien Docteur. Combien de

temps ce repos ? Une semaine ? Deux semaines ?

Je me rappelle qu'il a ri devant ma naïveté.

- Pas vraiment non. En gros, le temps de repos doit être environ équivalent au temps d'inflammation.

Là, c'est moi qui n'ai pas ri du tout… Je me démène avec cette tendinite depuis… un an. Je prends doucement conscience que ma volonté de faire traîner ce problème m'a finalement mis dans une impasse.

- Mais… Docteur ! Je ne peux pas m'arrêter autant de temps !

- Ecoute, commençons avec un mois. Tu reviens me voir à l'issue et on fait un bilan.

L'arrêt durera finalement six mois. Au bout de ces six mois, si mon bras va mieux, ce n'est pas vraiment guéri. Mais je sens que mon absence de l'entreprise commence à être mal perçue et des rumeurs malveillantes sur mon compte me parviennent.

A mon retour, j'identifie assez rapidement d'où viennent les ragots. L'entreprise n'est pas grande, et étant passé par presque tous les postes en dix ans, j'ai lié des amitiés dans tous les services, et recouper les informations est un véritable jeu d'enfant.

Les rumeurs me blessent car elles touchent à ma probité. Alors que je suis allé jusqu'au bout de mes forces pour cette entreprise, je suis accusé de la dénigrer à l'extérieur et d'y installer une mauvaise ambiance. Installer une mauvaise ambiance dans une entreprise de laquelle on est absent depuis six mois relève quand même de l'exploit.

Le responsable identifié, je demande à mon patron de convoquer une réunion entre nous trois, afin que ce harcèlement cesse. En réalité, ce harcèlement durait déjà depuis de longues années, mais je n'en prends conscience que maintenant.

Cette réunion me sera refusée. A la place, tout le

service fut convoqué. Je me revois encore autour de cette table où tour à tour, le patron, la directrice financière et le chef de dépôt m'accablaient de tous les maux de la boîte, moi qui avais été absent six mois.

Je me rappelle leur avoir demandé les preuves de leurs accusations. Il me fut rétorqué que je n'avais qu'à apporter les preuves de mon innocence. Comment apporter la preuve de quelque chose que l'on n'a ni fait, ni dit ?

Je suis littéralement sorti de mes gonds. On attaquait ma probité, mon honneur, ma loyauté, mon sens du travail, mon engagement de dix ans au service de cette entreprise. Je me rappelle avoir tutoyé mon patron pour la première fois, debout face à lui et tous les autres, enfoncés dans leur siège. Me tenir debout était symbolique. Par cette posture, je leur disais que jamais ils ne me feraient plier. La maladie ne m'avait pas couché. Ce n'est pas eux qui le feraient. Et un par un, par crainte de perdre leur travail, chacun de mes collègues baissa la tête.

Chacun d'eux savait que je disais la vérité. Chacun d'eux m'a lâché.

Je venais de passer trois ans à me battre contre la maladie, à tout faire pour qu'elle n'interfère pas dans mon travail, pour que jamais aucun de mes collègues n'ait à souffrir d'une augmentation de sa charge de travail à cause de moi, et j'étais ainsi remercié.

Lorsque le seul travailleur handicapé de l'entreprise était parti à la retraite, ils avaient su venir me voir pour que je fasse la demande de reconnaissance de la qualité de travailleur handicapé (RQTH) afin que l'entreprise ne subisse pas de pénalités. Par dévouement pour l'entreprise, je l'avais immédiatement fait. Ils y avaient vu un intérêt financier[13], j'y avais vu la prise en compte de mon état, de l'humain. Il n'en était rien. Ils voulaient bien de mon statut pour éviter la taxe mais étaient en train de me faire la

---

13 Les employeurs soumis à l'obligation d'emploi de travailleurs handicapés, mais qui ne la respectent pas, ni par l'emploi de 6 % de travailleurs handicapés, ni par la mise en œuvre de mesures alternatives, sont soumis au paiement de la taxe.

démonstration que finalement, leur démarche n'avait rien de philanthrope.

Pour la deuxième fois de ma vie, je me suis levé, j'ai saisi la porte du bureau de mon patron et, de toutes mes forces, je l'ai claquée au nez de tous mes collègues médusés, mettant ainsi un terme à ce procès uniquement à charge.

Cette scène s'étant déroulée le matin à onze heures, il me restait l'après-midi à tenir. Je ne pouvais, par mon absence, être accusé d'un abandon de poste. Il m'était inconcevable de prêter le flanc à la critique, de donner le moindre angle d'attaque.

Je crois avoir vécu la plus longue après-midi de travail de toute ma carrière. Au fond de moi, je savais que cette histoire commune était terminée. Je me rappelle avoir franchi la porte à quatorze heures tête haute, en fixant chacun de mes collègues sans dire un mot. Invariablement, les regards fuyaient. En partant le soir, j'ai consciencieusement pris toutes mes affaires personnelles. Je savais que je ne reviendrais pas.

C'est ainsi que se sont achevés dix ans de bons et loyaux services. Le soir-même, avec ma compagne, nous prenions la décision de mettre un terme à ce calvaire. Nous ignorions comment nous en sortir, nous retrouvant tous deux au chômage, en plein cœur de la crise financière.

Ce soir-là, je suis rentré en pleurs. Avoir tant lutté pour ne pas perdre mon emploi à cause de la maladie, et finir par le perdre, un peu à cause d'elle, mais surtout par la médisance et la bêtise, me rendait profondément triste. Pire, toutes mes illusions sur le monde du travail venaient de s'envoler, persuadé que l'abnégation dont je faisais preuve paierait toujours.

Les mois suivants ont été durs. N'arrivant pas, une nouvelle fois, à dormir et vu mon état, mon médecin m'avait prescrit un anxiolytique. Une petite fiole dont il fallait que je prenne quelques gouttes. Étant très méfiant de ce genre de traitement, j'avais malgré tout accepté d'en prendre. Pour dormir, j'ai dormi… Ce truc me transformait en légume. Je restais assis dans le canapé, bouche ouverte, les yeux hagards. Au deuxième jour, je jetai la fiole dans la poubelle pour ne plus jamais y retoucher, décidé à aller chercher les ressources pour surmonter cette épreuve au fond de moi-même.

J'ai rappelé mon psychologue. Je ressentais le besoin d'être accompagné, soutenu. A l'évocation du nom de l'entreprise, il a soupiré. Et de sa voix grave il m'a répondu que je n'étais pas le problème. J'ai appris plus tard que je n'avais pas été le seul à le consulter. Il a refusé que je lui règle la consultation.

Petit à petit, l'idée que la roue tourne un jour a fait son chemin.

L'équipe s'est peu à peu faite licencier, y compris la personne m'ayant harcelé, au moment même où je retrouvais un travail bien mieux qualifié. Ils avaient voulu sauver leur emploi en me sacrifiant, ils étaient finalement eux aussi en train de le perdre, mais ne le savaient pas encore.

La place des personnes handicapées dans les

entreprises mériterait que l'on s'y arrête sérieusement. Je sais la complexité du sujet, dans un univers toujours plus dur, où la rentabilité économique prime sur l'humain. Mais je ne peux m'empêcher de penser que ce que j'ai vécu, d'autres l'ont également vécu. Nous sommes forcément plus faibles, entre la diminution physique et les absences provoquées par les arrêts maladie. Aujourd'hui encore, je me demande si l'issue aurait été la même si je n'avais pas eu cet arrêt maladie.

XVIII
LE REBOND

La chance ne sourit pas
à ceux qui lui font la gueule

La Rue Kétanou

En sortant de l'école à vingt ans, j'avais immédiatement enchaîné les petits boulots avant de trouver le poste que je venais de quitter. Travailler. Toujours travailler pour avoir cette chère indépendance. Les jours qui s'ouvraient devant moi me faisait l'effet d'un grand vide. Que faire de ce temps de chômage ? En profiter ? Se laisser aller à un peu de repos, après tout pas immérité ? Prendre des vacances ?

Je me suis mis en quête d'un nouveau travail.

J'ai réfléchi de longs moments sur la stratégie à adopter. Devais-je révéler mon handicap ? Le cacher ? Il venait de me porter tort dans mon précédent job. J'étais tenté de n'en rien dire. C'était au fond pratique, ce handicap invisible. Tant que je n'en disais rien, personne ne pouvait le deviner. Le handicap est forcément, dans l'inconscient collectif, lié à quelque chose de visuel. Lorsqu'on l'évoque, vient systématiquement l'image du fauteuil roulant. Pourtant, près de 80% des handicaps sont invisibles…

En même temps, le fait qu'il soit invisible n'aide

pas la compréhension de l'entourage et conduit à son oubli. Mon précédent job m'amenait régulièrement à porter des charges lourdes. Si j'avais développé un handicap visible, je ne doute pas une seconde que mes collègues m'auraient épargné ces charges. Mais comment leur en vouloir alors que dans le même temps je faisais tout pour le cacher ? L'invisibilité oblige finalement à le verbaliser et donc à solliciter de l'aide. Pour moi, c'était avouer une faiblesse à laquelle je ne pouvais me résoudre.

Rien n'oblige un salarié à dévoiler qu'il bénéficie de la reconnaissance de la qualité de travailleur handicapé. Dans mon cas, je savais pertinemment que je ne pourrais faire illusion bien longtemps face à un nouvel employeur si jamais une crise se déclenchait. J'avais également envie que la relation future soit dès le départ honnête. Je ne pouvais exiger de mon futur employeur de la loyauté vis-à-vis de moi-même si d'emblée je ne disais pas toute la vérité. Parallèlement, il m'était impossible de mesurer l'impact de cette annonce.

J'ai décidé de prendre le risque. En haut de mon

curriculum vitae, sous les éléments d'état-civil classiques, j'ai mentionné la RQTH, bien en vue.

Combien ai-je envoyé de curriculum vitae ? Je ne le sais plus précisément. Chaque matin, j'épluchais les annonces avec mon café. Chaque matin, j'expédiais des courriers. En six mois, j'ai obtenu un seul entretien. J'y suis allé comme si je jouais toute ma vie.

Je savais qu'ils me poseraient LA question. Je savais que le fait de me recevoir, et que de visu, ne décelant pas le handicap, ils seraient d'emblée rassurés. Du moins, je l'espérais. Je savais également qu'ils n'avaient pas le droit de poser cette question. Mais lors d'un entretien d'embauche, on n'est clairement pas en position de force, et j'avais décidé de jouer la transparence, ou à peu près.

Il y a mis les formes avant d'arriver à la poser, s'excusant de le faire, et avouant que l'entreprise atteignait les vingt salariés, seuil qui déclenche l'obligation de travailleurs en situation de handicap. Je l'ai coupé.

J'ai fait le choix de le mentionner. Si je n'avais pas souhaité cette question, je ne l'aurais pas indiqué. Votre question est légitime. Si nous nous engageons dans ce contrat, je veux que tout soit transparent. C'est mon mode de fonctionnement.

Je vis dans ses yeux que ma sincérité le touchait et que cette franchise lui plaisait. Cet échange permettait au final de dévoiler une facette non-feinte de moi-même. J'étais en train de faire de cette faiblesse une force, un atout.

A la fin de l'entretien, j'ai abattu ma dernière carte.

- Peut-on faire le tour de l'entreprise afin que j'en cerne le fonctionnement ?

J'avais derrière la tête un triple objectif : prouver que je savais bien marcher et me tenir debout, me faire présenter aux salariés comme si j'étais déjà un futur collègue, et casser les codes de l'entretien classique derrière une table.

A leur tête, j'ai compris que c'était la première fois

qu'un candidat clôturait l'entretien de cette façon. Je savais aussi que, s'il en avait le temps, la fierté du chef d'entreprise de pouvoir montrer ce qu'il avait bâti le conduirait à accepter.

Il a accepté.

Il m'a rappelé quelques jours plus tard. J'ai senti à sa voix qu'il était ennuyé. Notre entretien lui avait particulièrement plu, mais il avait quelqu'un de plus opérationnel à qui il venait de donner le poste. J'étais arrivé deuxième.

Je ne saurai jamais s'il m'a dit la vérité, si le handicap lui a fait peur ou si le coup de fil qu'il a passé à mon ancien employeur l'a dissuadé. Je suis convaincu que ce sont les compétences qui m'ont fait défaut, à raison, et non d'avoir avoué mon handicap d'emblée. Paradoxalement, j'étais soulagé par ce refus. La visite de l'entreprise m'avait fait prendre conscience que je ne voulais plus travailler dans le privé et être soumis au stress permanent du chiffre à réaliser.

Je ne saurais jamais non plus si le fait d'afficher

clairement la RQTH justifie ce seul entretien obtenu en six mois, malgré les dizaines de curriculum vitae envoyés.

Quelques mois plus tard, à force d'envoyer des curriculum vitae un peu partout, celui-ci a fini par atterrir sur le bureau d'une collectivité territoriale.

Je n'ai pas souvenir que mon handicap ait été abordé lors de l'entretien. J'ai obtenu le poste et d'emblée, j'ai compris que ce cadre-là me convenait. La solidarité nationale prenait en charge mon traitement. En travaillant pour le service public, je rendais un peu de ce que l'on me donnait.

J'ai depuis changé de collectivité, mais cette première a clairement été le tremplin sans lequel je ne serai pas là aujourd'hui. J'ai une profonde reconnaissance pour cette élue qui m'a fait confiance à ce moment-là, alors même que je ne possédais pas d'expérience ni sur le poste, ni sur l'univers des collectivités territoriales.

La reconnaissance de la qualité de travailleur handicapé a permis ma titularisation sans concours, par voie dérogatoire. Six mois après avoir claqué la porte de mon ancien travail, je rebondissais enfin.

EPILOGUE

On dit souvent que dans toute maladie, il faut en passer par la phase d'acceptation pour, à défaut de guérir, au moins aller mieux. Je ne sais pas si j'ai accepté cette maladie. Je crois l'avoir au moins apprivoisée.

Je ne sais pas non plus, finalement, si j'ai envie de l'accepter. L'accepter serait à mes yeux une forme de renoncement. Je lui ai promis de ne pas gagner. L'accepter serait la faire gagner.

Chacun est différent face à cette montagne qu'est la maladie. J'ai souvent été touché par la détresse émanant de personnes sur des forums de discussion, ne sachant plus comment gérer cette douleur lancinante qui ne laisse aucun répit, ni au corps, ni à l'esprit. Cette détresse a aussi concouru à me faire douter. C'est pourquoi j'ai décidé de mettre en valeur, sur une page Facebook que j'anime, celles et ceux qui se dépassent malgré la maladie. Mon idée était d'amener un peu de positif, de montrer que l'on peut continuer à avancer.

Une internaute m'a fait un jour remarquer qu'elle

se sentait incapable de réaliser ces exploits (souvent sportifs) et que du coup, elle en culpabilisait… J'ai compris à travers cette interpellation qui m'a questionné la difficulté de l'accompagnement. Je voulais amener de l'optimisme, je créais de la frustration…

Les témoignages sur le parcours de patients atteints de spondylarthrite sont plutôt rares. Cet écrit n'a pas d'autre ambition que d'essayer d'apporter une pierre de plus à cet édifice, afin que cette maladie sorte un peu de l'anonymat.

Peut-être qu'ainsi, à force de communication, nous en arriverons à ne plus juger les gens simplement sur quelques a priori. Et peut-être qu'à force, un traitement viendra l'éradiquer, permettant ainsi à tous les spondylarthritiques de se tenir… debout.

LA SPONDYLARTHRITE ANKYLOSANTE

La spondylarthrite ankylosante, cette maladie au nom complexe et imprononçable, est une affection qui, depuis des siècles, tisse une toile de douleur et de résilience autour de ceux qu'elle touche.

Une histoire ancienne

La spondylarthrite ankylosante (SA) tire son nom du grec "spondylos" signifiant vertèbre et "arthron" pour articulation, tandis que "ankylosante" dérive de "ankulos", signifiant courbé. Cette maladie inflammatoire chronique affecte principalement la colonne vertébrale et les articulations sacro-iliaques, provoquant une fusion progressive des vertèbres, d'où cette courbure caractéristique du dos des patients.

Les premières descriptions de la SA remontent à l'Antiquité, mais c'est au début du XXe siècle que des médecins comme Vladimir Bechterew, Pierre Marie et Adolf Strümpell ont apporté des contributions significatives à sa compréhension. En effet, la maladie est parfois appelée "maladie de Bechterew" en hommage à l'un de ces pionniers.

Les symptômes et le diagnostic

La SA se manifeste par des douleurs inflammatoires, souvent nocturnes, qui réveillent les patients au milieu de la nuit. Ces douleurs, localisées principalement dans le bas du dos et les fesses, peuvent s'étendre aux talons, aux genoux et même à la cage thoracique. La raideur matinale est un autre symptôme courant, rendant les premiers mouvements du jour particulièrement pénibles.

Le diagnostic de la SA est souvent tardif, car les symptômes peuvent être confondus avec des douleurs lombaires banales. Il repose sur un ensemble de critères cliniques et radiologiques, incluant des radiographies et parfois des IRM pour détecter les signes d'inflammation et de fusion des vertèbres.

La vie avec la spondylarthrite ankylosante

Vivre avec la SA est un défi quotidien. Les malades doivent composer avec des douleurs persistantes et une fatigue chronique qui peuvent rendre les tâches les plus simples épuisantes. La maladie impose une discipline rigoureuse : exercices physiques réguliers pour maintenir la mobilité, traitements médicamenteux pour contrôler l'inflammation et la douleur, et parfois des interventions chirurgicales pour corriger les déformations sévères.

L'impact sur l'entourage

La SA ne touche pas seulement le malade, mais aussi son entourage. Les proches doivent souvent adapter leur vie pour soutenir le patient, ce qui peut entraîner des tensions et des sacrifices. Les activités familiales et sociales peuvent être limitées par les contraintes de la maladie, et l'incertitude quant à l'évolution de la SA ajoute une dimension émotionnelle difficile à gérer.

Les contraintes inhérentes

Les contraintes de la SA sont multiples. Les patients doivent jongler avec des rendez-vous médicaux fréquents, des traitements parfois lourds et des ajustements constants de leur mode de vie. La gestion de la douleur est un aspect central, nécessitant souvent des traitements anti-inflammatoires, des biothérapies ou des immunosuppresseurs.

Une lueur d'espoir

Malgré ces défis, des avancées significatives ont été réalisées dans la prise en charge de la SA. Les traitements modernes permettent de mieux contrôler les symptômes et de ralentir la progression de la maladie. La recherche continue d'explorer de nouvelles voies thérapeutiques, offrant l'espoir d'une meilleure qualité de vie pour les patients.

En conclusion, la spondylarthrite ankylosante est une maladie complexe et exigeante, tant pour les malades que pour leur entourage. Elle impose une lutte constante contre la douleur et la raideur, mais aussi une résilience et une adaptation permanentes. À travers les siècles, la compréhension et la prise en charge de cette pathologie ont évolué, apportant un peu de lumière dans le quotidien des patients.

SOMMAIRE